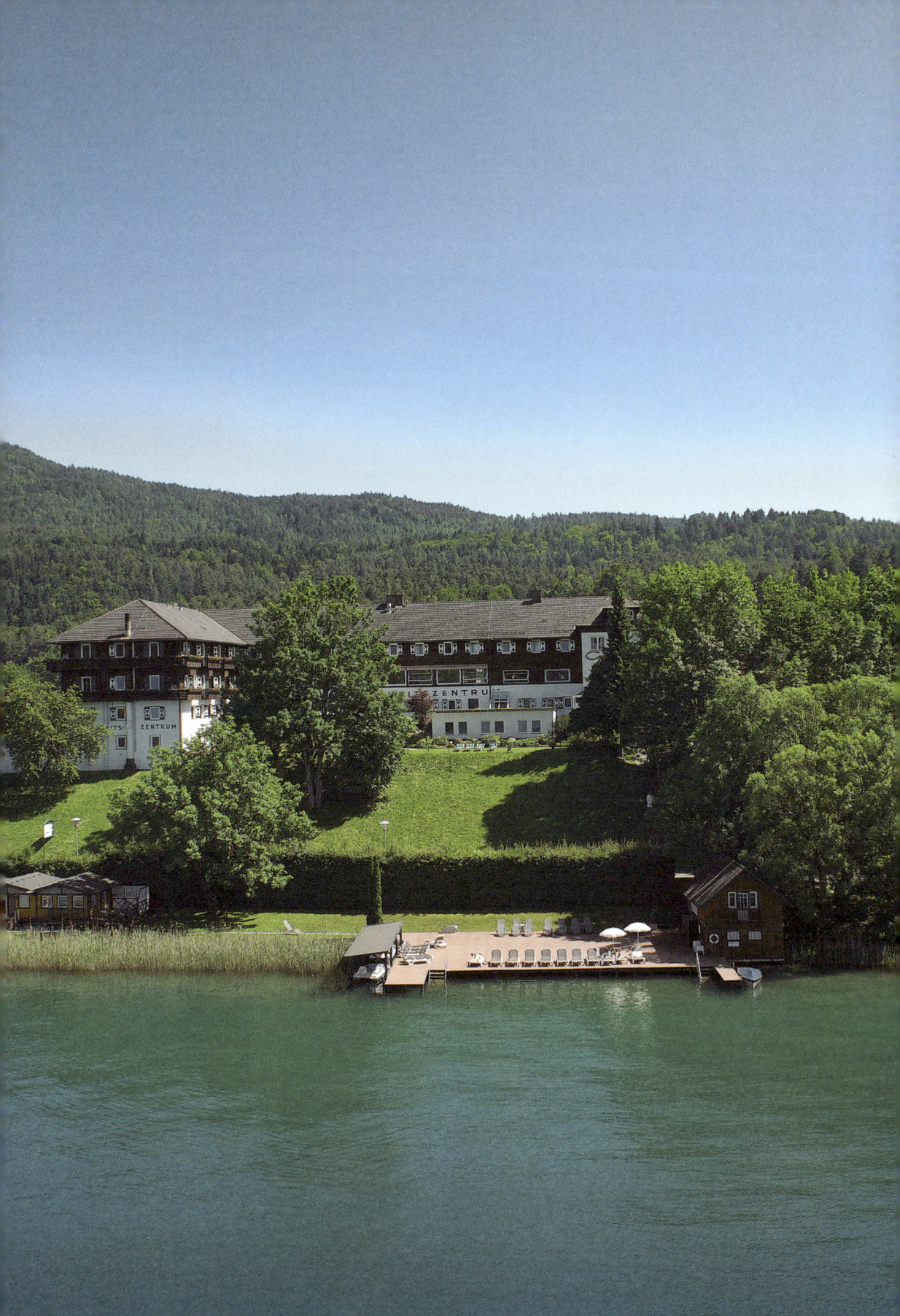

Produktmanagement: Eva Dotterweich
Übersetzung aus dem Englischen: Inga Nevermann-Ballandis (Kapitel 1–4),
Gabriele Lichtner (Kapitel 5–6)
Textredaktion: Anja Ashauer-Schupp
Korrektur: Asta Machat
Satz: Martin Feuerstein, Wigel
Umschlaggestaltung: Susanne Topitsch
Repro: Repro Ludwig, Zell am See
Herstellung: Bettina Schippel

Gesamtherstellung GeraNova Bruckmann Verlagshaus GmbH

Sind Sie mit diesem Titel zufrieden?
Dann würden wir uns über Ihre Weiterempfehlung freuen.
Erzählen Sie es im Freundeskreis, berichten Sie Ihrem Buchhändler, oder bewerten Sie bei Onlinekauf. Und wenn Sie Kritik, Korrekturen, Aktualisierungen haben, freuen wir uns über Ihre Nachricht an:
Christian Verlag, Postfach 40 02 09, D-80702 München oder
per E-Mail an lektorat@verlagshaus.de.

Unser komplettes Programm finden Sie unter www.christian-verlag.de

Alle Angaben dieses Werkes wurden vom Autor sorgfältig recherchiert und auf den neuesten Stand gebracht sowie vom Verlag geprüft. Für die Richtigkeit der Angaben kann jedoch keine Haftung übernommen werden.

Die Deutsche Nationalbibliothek verzeichnet diese Publikation in der Deutschen Nationalbibliografie; detaillierte bibliografische Daten sind im Internet über http://dnb.d-nb.de abrufbar.

© 2015 für die deutschsprachige Ausgabe: Christian Verlag GmbH, München
2. Auflage 2017

Copyright © Elwin Street Limited 2014
Konzipiert und produziert von
Elwin Street Productions Limited
14 Clerkenwell Green
London EC1R 0DP
www.elwinstreet.com
Gedruckt in China

ISBN 978-3-86244-749-7
Alle deutschsprachigen Rechte vorbehalten

DIE BASEN KUR

DR. STEPHAN DOMENIG
Ärztlicher Leiter
Original F.X. Mayr Gesundheitszentrum

INHALT

Einleitung
Dr. Stephan Domenig, Ärztlicher Leiter,
Original F.X. Mayr Gesundheitszentrum   8

Kapitel 1: Was ist die Basenkur?
Was ist die Basenkur?   12
Der pH-Wert – die Wissenschaft hinter der Kur   14
Was verursacht einen Säureüberschuss im Körper?   16
Wie die Basenkur helfen kann   21
Balance ist Schönheit   25

Kapitel 2: Warum brauchen Sie die Basenkur?
Der westliche Lebensstil   28
Von innen heraus   32
Wenn Ihr System nicht rund läuft   36
Gut essen, gut leben, gut altern   39

Kapitel 3: Grundlagen der Basenkur
Prinzipien der Basenkur   44
1. Achtsam sein   46
2. Wie wir essen   48
3. Was wir essen   50
4. Wann wir essen   52
5. Wie viel wir essen   53
6. Ausreichend trinken   54
7. Regelmäßig bewegen   56
8. Den Organismus reinigen   57
9. Die Umgebung gestalten   59
10. Den eigenen Rhythmus finden   60

Kapitel 4: Vorbereitungen auf die Basenkur

Ihr Leben mit der Basenkur	64
Saure Lebensmittelgruppen	67
Basische Lebensmittelgruppen	70
20 basische Superfoods	80
Die Basenküche	84

Kapitel 5: Die 14-Tage-Basenkur

Der Einstieg	96
Einkaufsliste für die erste Woche	100
Tag eins bis sieben	102
Das Verfestigen Ihrer Kur	116
Einkaufsliste für die zweite Woche	118
Tag acht bis vierzehn	120
Nach der Kur	134

Kapitel 6: Die Rezepte

Tees	138
Suppen	142
Brotaufstriche	148
Frühstück	150
Mittagessen	153
Abendessen	164
Öle, Saucen und Dressings	168
Häufig gestellte Fragen	170
Rezeptverzeichnis	173
Schlagwortregister	174
Dank	176

EINLEITUNG

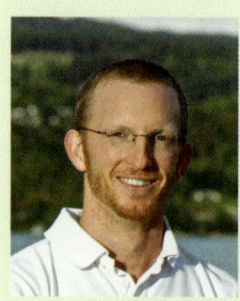

Dr. Stephan Domenig
Ärztlicher Leiter
Das Original F.X. Mayr Gesundheitszentrum

Als ich vor mehr als 20 Jahren Medizin studierte, hat mich der Mensch interessiert – die Gründe für sein Verhalten, wie er funktioniert, wie er sich gesund erhält und wenn er nicht gesund ist, warum nicht. Diese letzte Frage war natürlich die schwierigste. Während meines Studiums lernte ich alles, was ich über Krankheiten und Leiden aus genetischer oder biochemischer Perspektive wissen wollte, doch ich erfuhr nichts darüber, was es bedeutet, gesund zu sein. Der Fokus lag immer auf der Krankheit. Warum wir uns wohl fühlen, wurde im Lehrplan einfach nicht behandelt. In der Medizin, wie ich sie lernte, war das Leben eine einzige Talfahrt bis hin zum Tod. Es gab kein Zurück.

Ernährung fand keine Erwähnung. Sport ebenso wenig. Niemand schien sich dafür zu interessieren, das Wesen einer Krankheit zu entdecken. Mich hingegen faszinierten die ganzheitlichen Ansätze – die Schönheit des ganzen Körpers – und mich inspirierten die von alters her überlieferten gesundheitsfördernden Techniken wie Qi Gong und Yoga. Ich habe von der Medizin mehr erwartet, als Körper aufzuschneiden und Verbände anzulegen.

Als ich in der Geriatrie arbeitete, ging es nur um die Verlängerung des Lebens, nicht um die Qualität dieses Lebens. Erreichte jemand seinen 100. Geburtstag, wurde dies als Erfolg gefeiert, selbst wenn der Jubilar seit 15 Jahren sein Bett nicht mehr verlassen hatte. Für Stoffwechselstörungen gab es in der Inneren Medizin Tabletten und Apparate, die das Leiden der Patienten kurzfristig linderten, doch diese Methoden würde ich nicht Medizin nennen. Nur sehr selten wurde versucht, ein anderes Verständnis oder andere Herangehensweisen zu entwickeln.

Durch einen inspirierenden Chiropraktik-Kurs gelang mir die erste Flucht. Hier konnte ich meine Hände gebrauchen, die Krankheit berühren und fühlen, die Wirbelsäule ausrichten, die Bewegung der Gelenke verbessern. Das war großartig, aber noch immer behandelte ich nicht den ganzen Körper. Dann gab mir ein Freund ein Buch aus dem Jahr 1921: *Fundamente zur Diagnostik der Verdauungskrankheiten* von Dr. Franz Xaver Mayr.

Auf sehr elegante Art und Weise erklärt Mayr die komplette Physiologie der Verdauung, ihre zentrale Rolle für das Wohlbefinden und die Verbindung zwischen Spannkraft und Funktion des Gewebes, innerer Gesundheit und Körperhaltung als Möglichkeit, den allgemeinen Gesundheitszustand abzuschätzen. Das war die erste Erklärung, die mir in der Medizin prinzipiell richtig erschien, und so bildete ich mich zum Mayr-Arzt fort. Als solcher habe ich inzwischen Tausende von Patienten behandelt. Wir kombinieren überliefertes Wissen mit den modernen Erkenntnissen über die Biochemie des Körpers, über seinen Bedarf an Nährstoffen und darüber, wie sowohl das, was wir essen, als auch die Art, wie wir es essen, unsere Gesundheit nachhaltig beeinflussen.

Unser Verständnis von Wohlbefinden kreist um ein Schlüsselwort: Balance. Sei es in Bezug auf die An- und Entspannung der Muskulatur oder die Ausgewogenheit von Basen und Säuren im Verhältnis 2:1 in unserem Essen. Die moderne westliche Ernährung, die Art, wie wir unsere Kost und unseren Lebensstil wählen, bedeutet meist, einer Überfrachtung mit Säuren Vorschub zu leisten: angespanntes Arbeiten, intensives Trainieren und – nicht zuletzt – eiweißreiches Essen. Indem wir unseren Weg zurück zu einem Gleichgewicht finden, können wir unsere allgemeine Gesundheit verbessern. Und genau darum geht es bei dieser Kur.

Unsere 14-Tage-Basenkur ist zwar nur ein Anfang, ein erster Leitfaden, sein eigener Arzt zu werden, doch hat sie bereits zahlreichen Menschen geholfen. Und Ihnen wird sie auch helfen.

Stephan Domenig
Wörthersee, Österreich

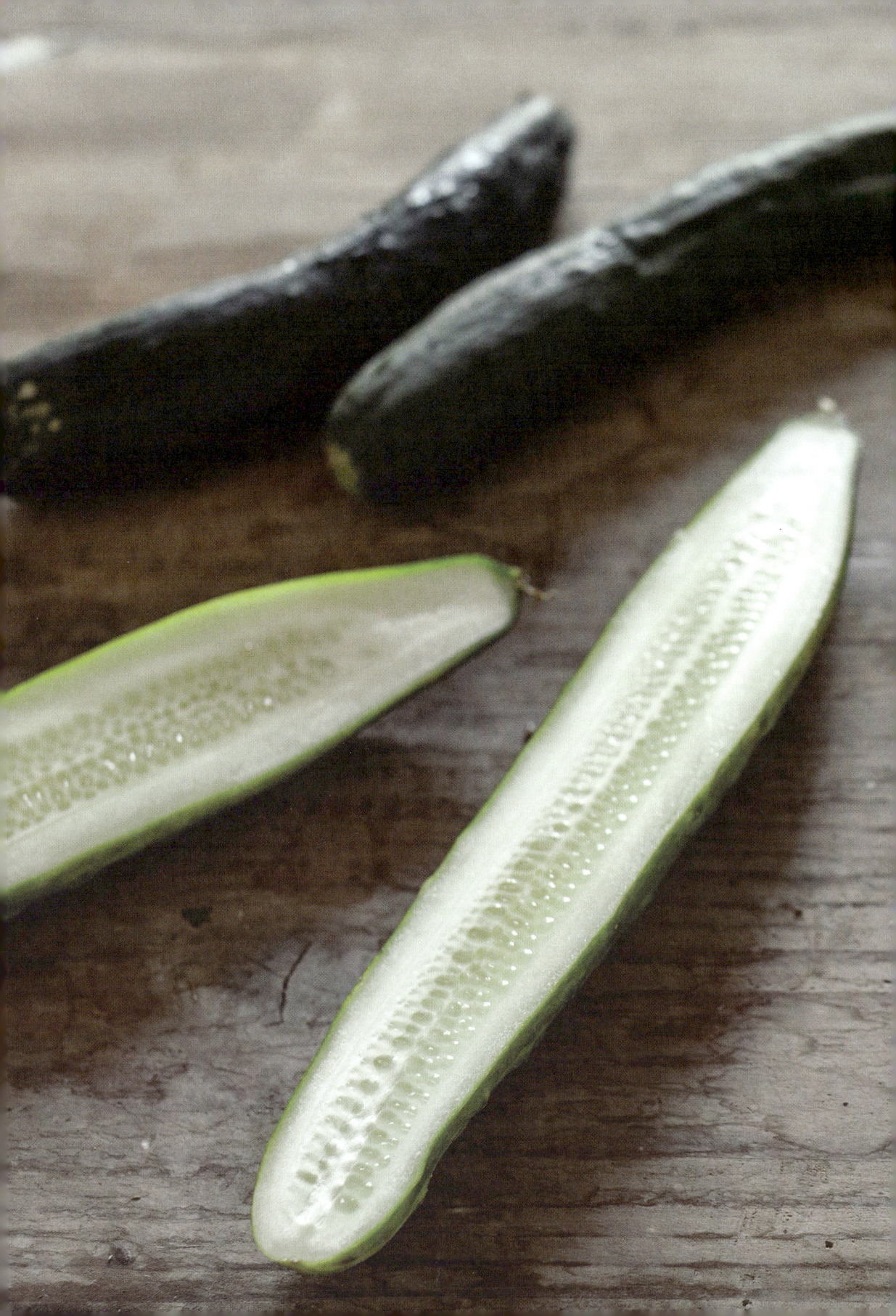

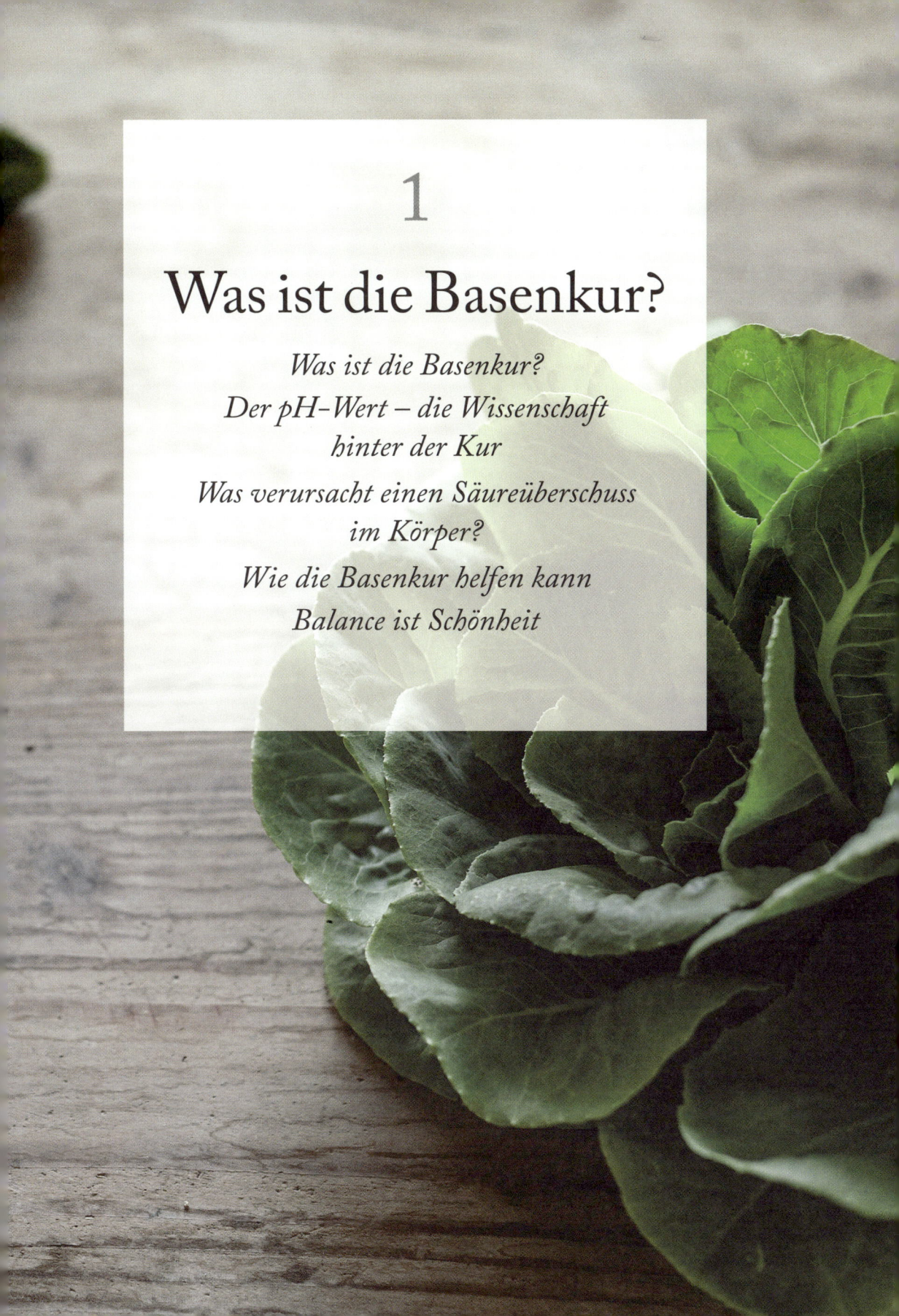

1
Was ist die Basenkur?

Was ist die Basenkur?
Der pH-Wert – die Wissenschaft hinter der Kur
Was verursacht einen Säureüberschuss im Körper?
Wie die Basenkur helfen kann
Balance ist Schönheit

WAS IST DIE BASENKUR?

Die Basenkur ist der ganzheitliche Ansatz zu Gesundheit und Wohlbefinden: Durch eine Reihe einfacher, leicht zu befolgender, aber wirkungsvoller Prinzipien der Ernährung und Lebensführung kann Ihr Verdauungssystem ins Gleichgewicht gebracht und Ihr Körper in seinen natürlichen Gesundheitszustand zurückversetzt werden.

Wie häufig essen Sie hastig, nebenbei oder spät am Abend? Und wie häufig fühlen Sie sich müde und schlapp und haben Blähungen? Dies sind deutliche Anzeichen dafür, dass Ihr Körper unter zu viel Säure leidet. Die Basenkur ist die Lösung. Mit ihr tanken Sie Energie und stellen Ihren Stoffwechsel neu ein, sodass Sie Ihre frühere Lebenskraft wieder entdecken und genießen können.

Die wohltuende Wirkung der Kur tritt rasch und unübersehbar ein. Schon nach zwei Wochen bemerken Sie die ersten Ergebnisse, wenn Sie sich an unseren Ernährungsplan und die genannten Prinzipien halten. Sie können die Resultate sogar selbst regelmäßig kontrollieren, zuerst mit den pH-Streifen hier im Buch und später, indem Sie sich pH-Streifen kaufen.

Diese Kur ist ein effektives Anti-Aging-Programm, das Sie von innen heraus verändert. Sie wird häufig sogar Schönheitskur genannt, denn zu den ersten Ergebnissen zählen gewöhnlich Gewichtsverlust und gesteigerte Vitalität, der Teint wird schöner, die Haut straffer und das Haar glänzender. Zudem werden Sie mit stärkeren Knochen, guter Laune, verbesserten Hirnfunktionen und einem stabilen Immunsystem belohnt.

Es mag eine ihrer beliebtesten Wirkungen sein, aber ein Programm zur Gewichtsreduktion ist die Basenkur nicht. Unser Ziel ist vielmehr, Sie und Ihren Körper dabei zu unterstützen, Ihr natürliches, gesundes Körpergewicht zu erlangen. Sie schaffen dies, indem Sie Ihren Organismus von Giften reinigen und jene Lebensmittel und Gewohnheiten kennenlernen, die Sie leistungsstark machen.

WO ALLES BEGANN

Vor über 100 Jahren haben die Lehren des Dr. Franz Xaver Mayr die Grundlagen für eine der effektivsten Diät- und Heilkuren Europas gelegt. Schon damals haben Mayr-Ärzte zehntausende Patienten erfolgreich behandelt. Geboren 1875 in Österreich, war Mayr der Wegbereiter einer radikal neuen Sichtweise des Wohlbefindens.

Dr. Eric Rauch, einer der Schüler Mayrs, eröffnete die erste Mayr-Gesundheitsklinik in Dellach am Wörthersee. Diese Klinik, in der viele Menschen Hilfe gefunden haben, ist heute unter dem Namen *F.X. Mayr Health Center* weltweit bekannt. Sie wird hoch geschätzt und ist häufig kopiert worden.

Die in diesem Buch beschriebene Basen-Kur ist aus den Studien und der Forschung von Dr. Mayr hervorgegangen. Sie basiert auf einem klinischen Verständnis der Wirkung, die verschiedene Nahrungsmittel und Essverhalten auf den Verdauungsapparat haben. Nach der Philosophie Mayrs ist gute Verdauung der wichtigste Faktor für die Gesundheit des Menschen. Sein Ansatz ist ganzheitlich und vorbeugend. Das heißt, das Augenmerk richtet sich nicht auf die Behandlung einer einzelnen Erkrankung, sondern darauf, den ganzen Körper gesund zu erhalten.

So wie die Ernährungsforschung immer neue Einsichten darüber gewonnen hat, wie der Körper die Nahrung verarbeitet, hat sich auch die Basenkost im Lauf der Jahre weiterentwickelt. Jedoch sind die grundlegenden Prinzipien einer heute verordneten Basen-Kur, wie sie in Kapitel 3 beschrieben werden, die gleichen wie in den Schriften Dr. Mayrs.

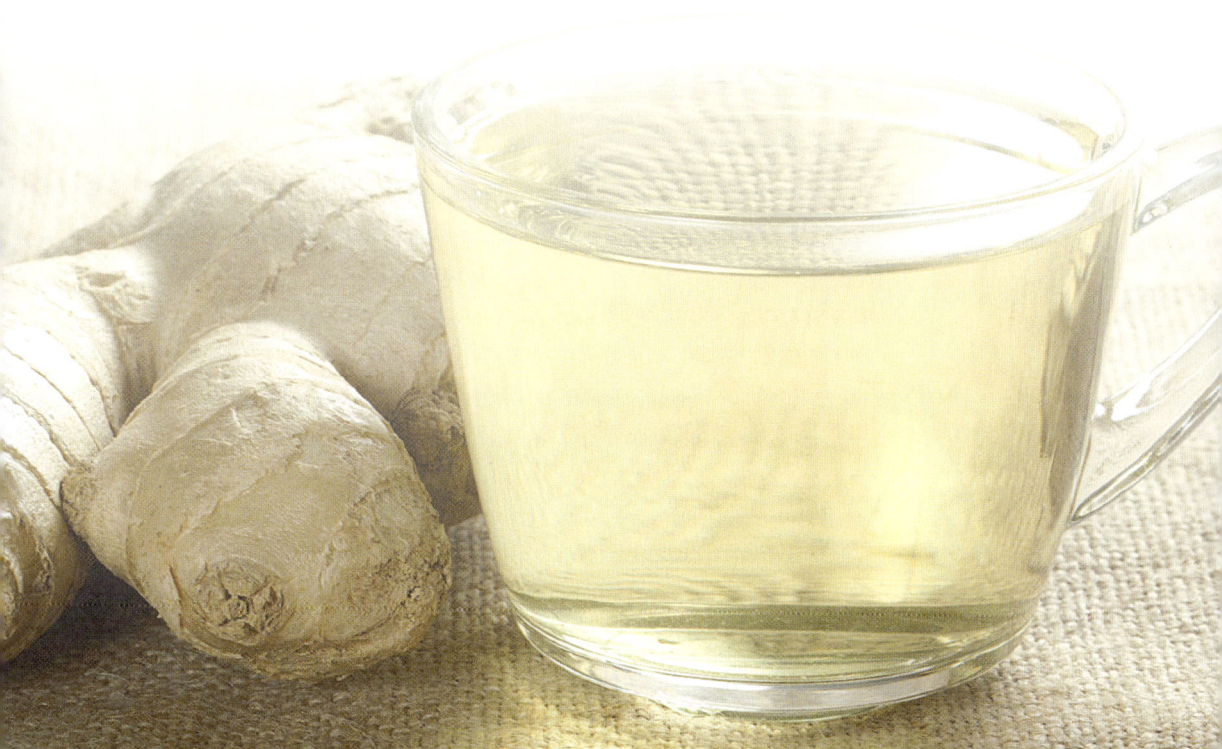

DER PH-WERT – DIE WISSENSCHAFT HINTER DER KUR

Jeder Landwirt weiß, dass von einem Feld mit saurem Boden keine große Ernte zu erwarten ist. Wie die Natur, so der Mensch – wir am Original F.X. Mayr Health Center wissen, dass ohne einen ausgewogenen Säure-Basen-Haushalt kein Körper gesund bleibt.

In unserer Klinik ist daher eine der wichtigsten Methoden zur Bestimmung des Gesundheitszustands die Messung des pH-Werts. Er gibt Auskunft darüber, ob der Körper eines Patienten sauer oder alkalisch (basisch) ist. Dazu verwenden wir nichts anderes als Teststreifen und eine gewöhnliche pH-Skala. Dieser Test gibt uns wertvolle Hinweise auf den allgemeinen Zustand des Körpers, denn der Säuregrad der Körperflüssigkeiten, insbesondere der des Bluts, hat Einfluss auf sämtliche Körperzellen.

Die pH-Skala reicht von 1 bis 14: Je höher die Zahl, um so alkalischer ist die getestete Lösung, bei einem Wert von 7 ist sie neutral. Werte unter 7 bezeichnen den sauren Bereich: Je kleiner die Zahl, um so höher der Säuregrad. Doch nicht der neutrale Wert, sondern ein leicht alkalischer Zustand weist auf optimale Gesundheit hin. Im Blut sollte der pH-Wert idealerweise bei 7,4 liegen, um der durch Alterung oder Ernährung zunehmenden Säure standzuhalten und den Körper gesund zu erhalten.

Seien Sie Ihr eigener Arzt
Wenn Sie sich ein Set mit Indikatorstäbchen (Lackmuspapier) besorgen, können Sie während der Kur den pH-Wert ihres Körpers beobachten – für die ersten Tests finden Sie die Stäbchen hier im Buch. Dabei sollten Sie ein sogenanntes Basenfluten beobachten: jeweils nach dem Essen sollte ihr Speichel oder Urin (besser) basisch werden. Dazwischen oder im nüchternen Zustand darf er ruhig auch wieder ins Saure abgleiten. Kritisch ist nur die sogenannte Säurestarre, bei der der pH der Körperflüssigkeiten beständig im sauer Bereich bleibt. Hier wird die Basenkur Abhilfe schaffen. Testen Sie sich jeden Morgen nüchtern kurz nach dem Aufwachen. Wenn der Wert anfangs mit Werten von 6 oder niedriger im sauren Bereich liegt, ist das kein Anlass zur Sorge – nach zwei Wochen werden Sie eine deutliche Verbesserung feststellen. Liegen Ihre Messwerte schon nah am neutralen Bereich, so ist das natürlich großartig. Dennoch sollten Sie sich täglich testen, um Veränderungen verfolgen zu können. Sie können Indikatorstäbchen online bestellen oder in der Apotheke kaufen.

DEN PH-WERT MESSEN

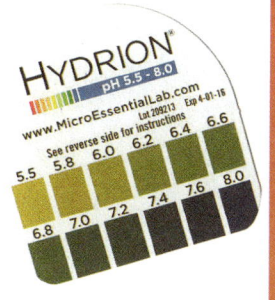

Sie können den pH-Wert Ihres Körpers messen, indem Sie Ihren Speichel oder Urin mit Indikatorstäbchen testen. Die Abbildung oben veranschaulicht die Farbskala zwischen stark sauren und stark alkalischen Ergebnissen. Der alkalisierende Effekt unserer Detox-Kur zeigt sich im Urin erst mit Verzögerung, daher erhalten Sie beim Test Ihres Speichels im Allgemeinen einen stärker alkalischen Wert. Allerdings ist die Messung mittels Urin ein exakterer Indikator dafür, wie gut Ihre Nieren Säure ausscheiden. Halten Sie sich an die Hinweise des Herstellers und bringen Sie die Teststreifen nicht in direkten Kontakt mit Ihrem Körper.

Speichel

Der pH-Wert Ihres Speichel hängt davon ab, was Sie zuletzt gegessen oder getrunken haben. Daher sollten Sie den Test am besten erst zwei Stunden nach einer Mahlzeit vornehmen. Aktivieren Sie zunächst den Speichelfluss, um den Mund zu „spülen", schlucken Sie, und wiederholen Sie den Vorgang.

Spucken Sie etwas Speichel auf einen Löffel, tauchen Sie den Teststreifen in die Flüssigkeit und vergleichen Sie die Farbe, die das Testfeld annimmt, mit den Vergleichsfeldern.

Urin

Der pH-Wert Ihres Urins hängt davon ab, wie viel Wasser und welche Menge an säurebildenden Nahrungsmitteln Sie zu sich genommen haben. Aus diesem Grund sollte Urin immer nüchtern am Morgen getestet werden. Aus diesem Grund sollte Urin mehrmals über den Tag getestet werden, um das Basenfluten festzustellen.

Geben Sie eine kleine Menge Urin in einen Becher und tauchen Sie den Teststreifen kurz in die Flüssigkeit. Vergleichen Sie das Ergebnis mit einer pH-Wert-Farbskala.

WAS VERURSACHT EINEN SÄUREÜBERSCHUSS IM KÖRPER?

Damit der Körper die Nährstoffe resorbieren und nutzen kann, muss das Verdauungssystem die Lebensmittel zunächst aufspalten. Ungesunde Essgewohnheiten beeinträchtigen die Verdauung und wirken sich dadurch schädlich auf den Säure-Basen-Haushalt aus.

Liegen Ihre pH-Werte unter 7, leidet Ihr Körper unter einem Säureüberschuss, der sogenannten Azidose. Azidose tritt auf, wenn Nieren und Lungen den Säuregehalt des Körpers nicht mehr regulieren können (siehe Kapitel 2). Da dieser Zustand viel gefährlicher ist als ein Basenüberschuss (Alkalose), konzentriert sich unsere Kur auf die Vermeidung und Reduktion überschüssiger Säure.

Nicht nur die Nahrungsmittel an sich, sondern auch die Art und Weise, wie sie gegessen werden, kann Azidose hervorrufen. Heutzutage verzehren viele von uns zu viel und zu viele falsche Lebensmittel (und trinken die falschen Getränke). Diese Ernährung muss unsere Körperprozesse einfach zum Stocken bringen und uns schwerfällig machen. Auch die Lebensgewohnheiten sind von Bedeutung. Problematisch sind u. a. Stress, Schlafmangel, Schadstoffbelastungen und intensives Training (es regt die Produktion von Milchsäure an). Den größten Beitrag zum ansteigenden Säuregrad aber liefert das Alter.

VORZEITIGES ALTERN UND SÄURE

Schlaffe Haut, steife Gelenke, Muskelschmerzen, chronische Krankheiten, Beeinträchtigungen der kognitiven Fähigkeiten, Osteoporose – all dies haben wir als Teil des Alterns akzeptiert. Doch viele Probleme dieser Art sind eigentlich Anzeichen für eine Übersäuerung des Körpers.

Unsere Lebens- und Ernährungsweise lässt uns schneller altern, weil unser Körper mit überschüssiger Säure zurechtkommen muss. In saurem Milieu funktionieren Körperzellen weniger effizient und können sich nicht von Giften befreien. So haben auch viele gesundheitliche Probleme ihren Ursprung in einer sauren Umgebung. Sie bilden eine lange Liste, zu der das Reizdarmsyndrom, Herz-Kreislauf-Erkrankungen, chronische Erschöpfung, Kandidose, Lebensmittelunverträglichkeiten, Zöliakie, Diabetes und Adipositas gehören.

ANZEICHEN FÜR EINEN ÜBERSÄUERTEN KÖRPER

Für Mayr-Ärzte sind die Symptome einer sauren Ernährung einfach zu deuten. Folgende Alltagsbeschwerden lassen sich mit großer Wahrscheinlichkeit darauf zurückführen. Kommt Ihnen das eine oder andere bekannt vor?

Darmträgheit und Völlegefühl: Beide entstehen, wenn zu schnell, zu viel und/oder zu viel Saures gegessen wird.

Mangelnde Energie und Konzentration: Säure senkt die Verfügbarkeit von Blutsauerstoff. Werden Hirn und Organismus dieses wichtigen Elements beraubt, fühlt man sich träge.

Gewichtsprobleme: Übergewicht weist auf eine Ernährung hin, die nicht auf die Fähigkeit des Körpers abgestimmt ist, das ihm zugeführte Essen zu verarbeiten.

Ungesunder Teint und trockene, stumpfe Haut: Überschüssige Säure wird über die Haut ausgeschieden. Mögliche Folgen: Schädigung und Entzündung der Haut.

Zahnfleischerkrankungen, Karies und Mundgeruch: Diese Symptome können unmittelbar mit einer stark sauren Ernährung in Verbindung gebracht werden. Sie lässt eine schnellere Vermehrung von Bakterien zu als basische Kost.

Häufige Erkältungen und Grippe: Wenn dem Körper nicht die geeigneten Lebensmittel zugeführt werden und sich die Magen-Darm-Flora ungünstig verändert, ist ein geschwächtes Immunsystem eine wahrscheinliche Folge.

Muskel- und Gelenkschmerzen: Entzündungen können ein Anzeichen dafür sein, dass den Knochen und Muskeln alkalische Mineralien entzogen werden, um Säure zu neutralisieren. Manche Säuren wie die Arachidonsäure, die wir mit rotem Fleisch zu uns nehmen, lösen Entzündungen aus.

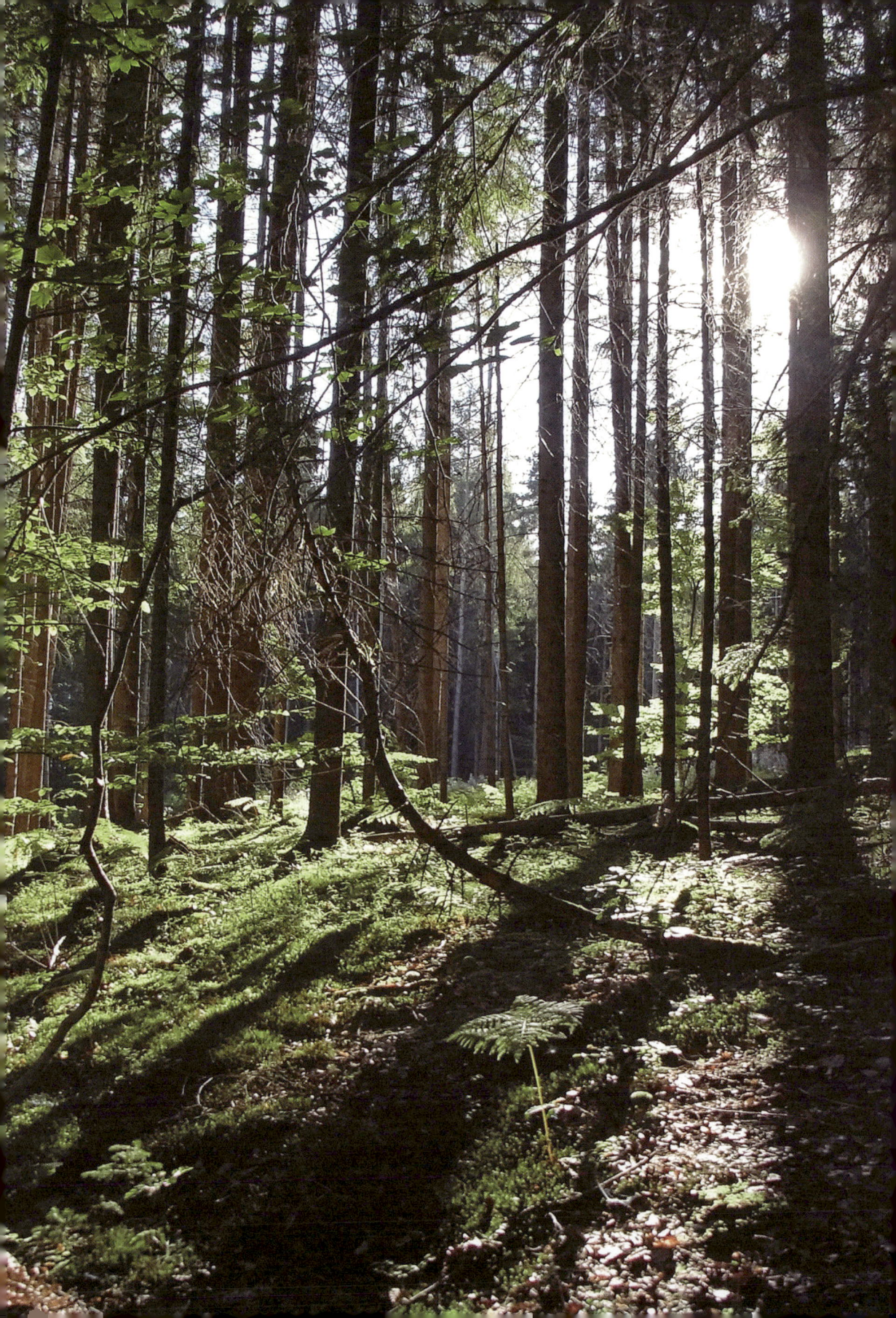

Da der Säure-Basen-Haushalt des Körpers von unseren Lebens- und Essgewohnheiten beeinflusst wird, müssen wir diese ändern, um unsere Gesundheit zu erhalten. Die wichtigste Veränderung, die Sie bewirken können – dies ist Sinn und Zweck dieser Detox-Kur –, ist ein ausgeglichener Speiseplan: Verzehren Sie mehr basische Lebensmittel, sodass von allem, was Sie zu sich nehmen, zwei Drittel basisch und nur ein Drittel sauer ist. Indem Sie Nahrungsmittel konsumieren, die gut schmecken, sich ergänzen und leicht verdaulich sind, optimieren Sie Ihre Funktionsfähigkeit.

Die 2:1-Regel für den Säure-Basen-Haushalt

Wir empfehlen nicht, ausschließlich basische Lebensmittel zu essen, wenn Sie Ihre Alkalität steigern wollen. Sie sollten den besten Schlüssel für das Säure-Basen-Verhältnis anstreben, nämlich zwei Teile Basen zu maximal einem Teil Säure. Idealerweise sollte sich jede Mahlzeit auf Ihrem Teller so zusammensetzen. Realistischerweise behalten Sie das Prinzip für den Speiseplan eines Tages oder einer Woche im Auge. Seien Sie achtsam, nicht fanatisch.

Säure in Ihrer Nahrung

Alle unsere Nahrungsmittel lassen sich als entweder säurebildend oder basenbildend unterscheiden, je nach dem, ob sie während der Verdauung saure oder alkalische Rückstände freisetzen. Nahrungsmittel mit saurem Geschmack (wie Zitronen, Essig oder Rhabarber) sind nicht zwingend säurebildend. So wirken Zitronen, obwohl sie sauer schmecken, basenbildend auf den Körper. Wenn wir in diesem Buch von »sauren« oder »basischen« Lebensmitteln sprechen, meinen wir »säurebildend« und »basenbildend«.

Die meisten säurebildenden Lebensmittel sind Grundnahrungsmittel (Seite 67). Je mehr wir von ihnen essen, umso stärker die Säureproduktion im Körper. Wird dabei ein Maß erreicht, das den Stoffwechsel vollständig überlastet, kann die Situation gefährlich werden.

Von den verschiedenen säurebildenden Nahrungsmitteln wirken manche stark, andere schwächer. Die stärksten Säuren finden sich in tierischen Proteinen, in Alkohol, Kaffee, industriell verarbeiteten Lebensmitteln und Zucker, die schwächsten in Pflanzenproteinen, beispielsweise in Bohnen. Zu den basenbildenden Nahrungsmitteln gehören die meisten Gemüsesorten, viele Früchte, kalt gepresste Öle, viele Saaten und alle Kräuter. Doch auch die Art des Essens hat Einfluss auf unsere Körper: Verzehren wir beispielsweise etwas Alkalisches in Eile und kauen zu flüchtig, wird das Essen schlecht verdaut und beginnt zu gären, was Säure freisetzt.

In Kapitel 4 finden Sie Listen mit sauren und basischen Lebensmitteln.

Problemfall Protein

Proteine sind Makronährstoffe, die sich aus Aminosäuren zusammensetzen. Aminosäuren sind unerlässlich für das Wachstum und Funktionieren des menschlichen Körpers. Unglücklicherweise zählen Proteine aber auch zu den sauersten Nahrungsmitteln, insbesondere tierische Proteine aus Fleisch, Fisch und manchen Käsesorten. Die FAO schätzt den Bedarf an Proteinen auf rund 20 kg/Jahr für Männer und 16,5 kg/Jahr für Frauen. Jeder Deutsche isst durchschnittlich rund 60 kg Fleisch im Jahr, der europäische Pro-Kopf-Konsum liegt bei etwa 82 kg im Jahr. Die meisten von uns (ausgenommen ernsthafte Athleten) essen viel zu große Mengen an Proteinen und erreichen damit, dass ihre Körper protein- und damit säuregesättigt sind. Eiweißreiche Diäten helfen möglicherweise, kurzfristig abzunehmen, doch dabei zerstören sie die gesunde Säure-Basen-Balance des Körpers.

Stichwort Kalorien

Viele Jahre lang wurden mal die einen, mal die anderen Lebensmittel für Übergewicht verantwortlich gemacht. In der ganzen Diskussion um Ernährung wird den Kalorien viel zu viel Bedeutung beigemessen. Wir betrachten Ernährung in diesem Buch aus einem anderen Blickwinkel und setzen auf die Überwachung von Säuren und Basen. Kalorien spielen eine geringere Rolle. Sie werden nur dann zum Problem, wenn wir zu viel sitzen und zu viel essen. Statt der Kalorien sollten Sie lieber zählen, wie häufig sie jeden Bissen kauen, und sich regelmäßig bewegen.

WIE DIE BASENKUR HELFEN KANN

Bemerkenswert bei der Detox-Kur ist, dass sie eine Azidose samt ihren Auswirkungen – Arterienverkalkung, Trägheit des Verdauungsapparats und andere körperliche Dysfunktionen –, die sich über Jahre hinweg in Ihrem Körper entwickelt haben, in kurzer Zeit umkehren kann. Sobald Sie die Prinzipien der Kur verinnerlicht haben und unseren 14-Tage-Plan befolgen, werden Sie die beginnende Veränderung wahrnehmen. Vergessen Sie jedoch nicht: Eine Basenkur ist keine Ruckzuck-Diät, sondern ein Lebensplan, der darauf ausgelegt ist, optimale Gesundheit zu erlangen.

Die zahlreichen Vorzüge der Basenkur sind außerordentlich:

Sie bremst die Zeichen des Alterns
Dies ist der vorrangige und schönste Gewinn der Kur. Wir können den Alterungsprozess nicht aufhalten. Aber wir versprechen Ihnen, dass Sie sich jung fühlen werden und Ihr junges Aussehen und Ihre Gesundheit nachhaltig bewahren. Die Basenkur nach Mayr wurde schon vielfach als Schönheitsbehandlung bezeichnet. Einer der Gründe dafür ist, dass durch Wiederherstellung der Alkalität in der Ernährung viele Haut-, Haar- und Nagelprobleme gelindert werden. Die Haut erlangt ihre jugendliche Ausstrahlung und Elastizität zurück, das Haar seinen Glanz und die Nägel ihre Festigkeit.

Sie erneuert Energiereserven und Vitalität
Mit größter Wahrscheinlichkeit kehrt Ihre Vitalität zurück, sobald der Stoffwechsel sich zu erholen beginnt. Industriell verarbeitete, proteinlastige, säurebildende Lebensmittel zu verdauen erfordert Energie, allerdings ohne dem Organismus verbrauchte Energie und Nährstoffe wieder zuzuführen. Das Ergebnis ist Trägheit.

Die Balance im Säure-Basen-Haushalt wieder herzustellen, führt zu gesteigerter Energie, weil die Zellen Sauerstoff nun besser im Organismus verteilen können und ihn damit vitalisieren. Basenkost stabilisiert das Energieniveau über den ganzen Tag, denn ohne saure Quellen wie Kaffee oder raffinierten Zucker entfallen die Hochs und Tiefs des Zucker- oder Kaffeerauschs. Antrieb erhalten Sie auch dadurch, dass Sie besser und tiefer schlafen.

Sie fördert Gewichtsreduktion

Sie werden abnehmen – oder, was noch wichtiger ist, Ihr natürliches Körpergewicht, Ihren natürlichen Body Mass Index (BMI) erreichen. Basenkost ist keine Schlankheitskur, aber sie unterstützt das Abnehmen, weil viele von uns übergewichtig sind. Das eigentliche Ziel der Kost ist Ihr gesundes, leistungsfähiges Ich. Toxine und Schadstoffe, die Sie belastet haben, werden beseitigt, wenn Ihr Verdauungssystem geklärt und Ihr Stoffwechsel effektiv ist. Zudem sind Sie motivierter, Sport zu treiben, und Sie werden fitter.

Sie reduziert Völlegefühl und Darmträgheit

Sie haben einen regelmäßigen beschwerdefreien Stuhlgang, weil Sie mit Ihrem Körper zusammenarbeiten statt gegen ihn. Klarer Urin und weicher Stuhl bestätigen Ihre Gesundheit. Darmträgheit ist ungesund, denn sie belastet den Organismus. Eine Basenkur ist besser als jedes Abführmittel. Wenn Sie sich gut ernähren, haben Sie jeden Morgen Stuhlgang. Wenn Sie genug trinken, wird Ihr Stuhl weicher sein. Kauen Sie gründlich, dann erleichtern Sie Ihrem Magen die Arbeit.

Sie verbessert Gemütslage und Hirnfunktion

Ihre Gemütslage wird sich verbessern, und Sie werden sich positiver und weniger gestresst fühlen. Mit einer 1987 durchgeführten Studie postulierte Dr. Rudolph Wiley, dass ein unausgewogener Säuregrad häufig eine wesentliche Ursache für Störungen ist, die gemeinhin als psychologisch, stressbedingt, psychosomatisch oder psychogen interpretiert werden. Eine Basendiät konnte den Schweregrad der Symptome in mehr als 85 Prozent der Fälle reduzieren oder beseitigen.

Eine breite Auswahl gut verdaulicher Nahrungsmittel sollte die Spitzen und Täler bei der Versorgung mit Aminosäuren und Vitaminen abschwächen. Ohne Vitamine wie B_6 (aus frischen Kräutern, Nüssen, Hülsenfrüchten, Fisch) können Sie zu Stimmungsschwankungen und Schlafstörungen neigen. Die Basenkur soll Sie zudem dabei unterstützen, eine ausgewogene Work-Life-Balance zu finden, schonend Sport zu treiben sowie den Konsum von Alkohol, Koffein und industriell verarbeiteten Produkten zu vermeiden.

Indem sie dazu anregt, verschiedenste vitamin- und mineralstoffhaltige Lebensmittel zu kombinieren, kann die Basenkur nicht nur helfen, physische und mentale Belastungen zu vermindern, sondern auch die Hirnfunktionen unterstützen.

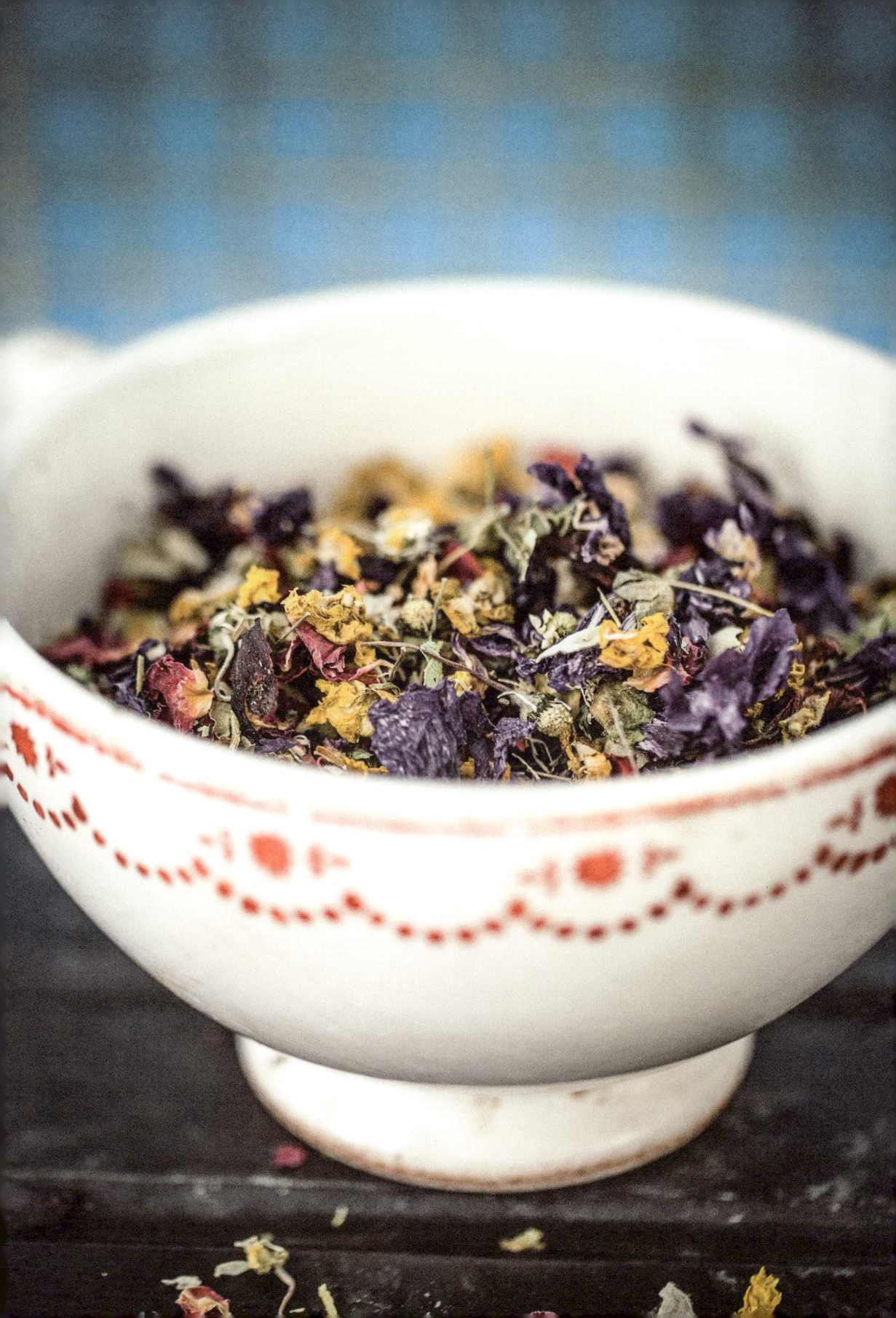

Sie schützt vor Allergien und Krankheiten

Viele der heute so verbreiteten Lebensmittelallergien sind die Folge von Entzündungen im Bauchraum. Wir sehen dieses Phänomen zunehmend auch in unserer Gesundheitsklinik: Die Patienten reagieren heftig auf Weizengluten, auf Histamine in fermentierten Lebensmitteln, auf Milchprotein und auf Erdnüsse. Die Behandlung besteht darin, die auslösenden Lebensmittel zu identifizieren und zu vermeiden, den Organismus zu reinigen, vor zu viel Nahrung zu bewahren und zur Ruhe kommen zu lassen, während die Kost mit alkalisierenden Zutaten angereichert wird.

Ganz abgesehen von der Frage der Allergien stellen Forschungsergebnisse eine Verbindung zwischen Ernährungsgewohnheiten und der Verbreitung chronischer Leiden wie Krebs, Herzerkrankungen und Diabetes her. Man vermutet, dass diese Krankheiten in saurer Umgebung florieren, in alkalischer jedoch supprimiert werden. Außerdem liefern basische Lebensmittel wie Gemüse und reifes Obst Antioxidantien, die eine erste Verteidigungslinie gegen diese Krankheiten aufstellen. Im Kern bedeutet dies: je gesünder der Magen, umso gesünder das Immunsystem.

Sie stärkt die Knochen

Während unserer Detox-Kur bemerken Sie möglicherweise, dass Schmerzen in Muskeln und Skelett abzuklingen beginnen. Basenkost kann zur Vorbeugung von Osteoporose beitragen und sogar zu ihrer Heilung führen, indem die Knochenbildung durch alkalisierende Mineralien unterstützt wird. Gesunde Knochen verlangen ein alkalisches Milieu, Vitamin D, Kalzium und stabilisierendes Training.

Sie steigert die Fruchtbarkeit

In einem alkalischen Körper gewinnt das Hormonsystem seine normale Funktionalität zurück, was in vielen Fällen zu größerer Fruchtbarkeit führt. Ein alkalisches Milieu garantiert bessere Zellfunktion. Viele Patienten unserer Klinik, die glaubten, keine Kinder bekommen zu können, haben nach der Kur Kinder gezeugt.

BALANCE IST SCHÖNHEIT

Die Basenkur baut auf einem schlichten Grundsatz auf: Die Regulierung des Säure-Basen-Haushalts ist wesentlicher Bestandteil allgemeiner Gesundheit. Der Körper braucht diese Balance, die aus dem Verhältnis von zwei Dritteln basischer zu einem Drittel saurer Lebensmittel besteht, sodass er insgesamt leicht alkalisch ist. Saure und basische Bestandteile in jeder Mahlzeit zu vereinen ist ideal, aber nicht praktikabel. Wenn Sie ausgegangen sind und eine größere Menge saurer Nahrung zu sich genommen haben, empfehlen wir, anschließend einen Basen-Tag einzulegen. Der Schlüssel zu anhaltender Gesundheit liegt darin, lauter kleine Anpassungen vorzunehmen und gesunde Gewohnheiten zu entwickeln. Das ist einfach – und es ist effektiv.

Die Philosophie der Ernährung
Basenkost ist keine Modediät. Es gibt weder Kalorienzählen noch Werbetricks. Es geht weder ums Hungern noch darum, Vegetarier zu werden (obwohl wir empfehlen, mehr Gemüse zu essen). Eigentlich ist es überhaupt gar keine Diät, denn hier geht es nicht um Gewichtsreduktion auf Kosten Ihrer Gesundheit. Es geht vielmehr darum, schlechte Gewohnheiten durch gute zu ersetzen. Basenkost ist eine Philosophie der Ernährung, die gute Gesundheit und bleibendes Optimalgewicht gewährleistet – und daher sprechen wir von einer Kur und nicht einer Diät.

Basenkost ist ein medizinisch erprobtes Verfahren, das auf wissenschaftlichen Erkenntnissen des Original F.X. Mayr Gesundheitszentrums beruht und sich über Jahrzehnte erfolgreich weiterentwickelt hat. Sie enthält alles, was Sie benötigen, um Vitalität und Balance in Ihrem Leben zu erlangen und zu erhalten, und sie wird Ihren Körper in seinen natürlichen gesunden Zustand zurückversetzen. Es ist Ihr Körper. Behandeln Sie ihn gut.

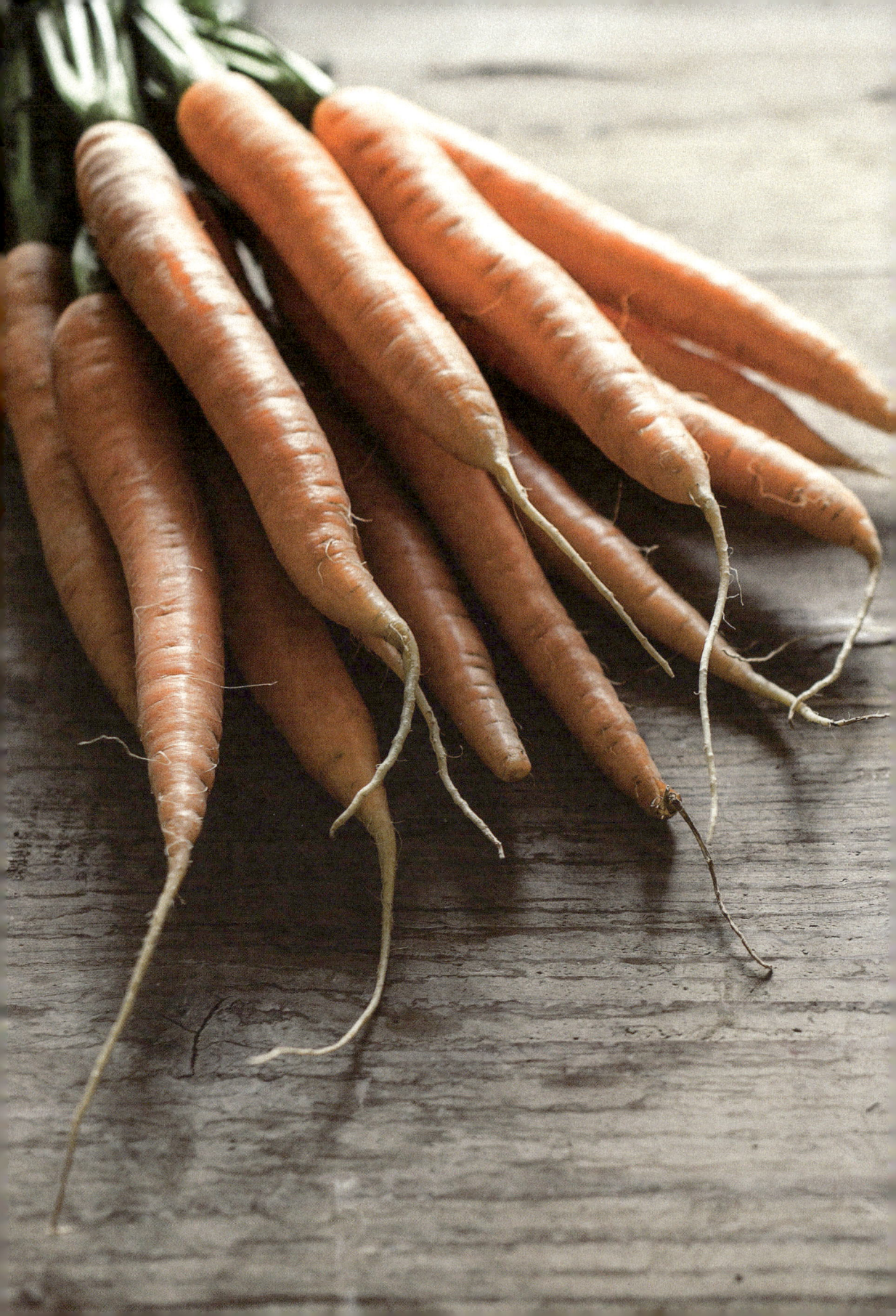

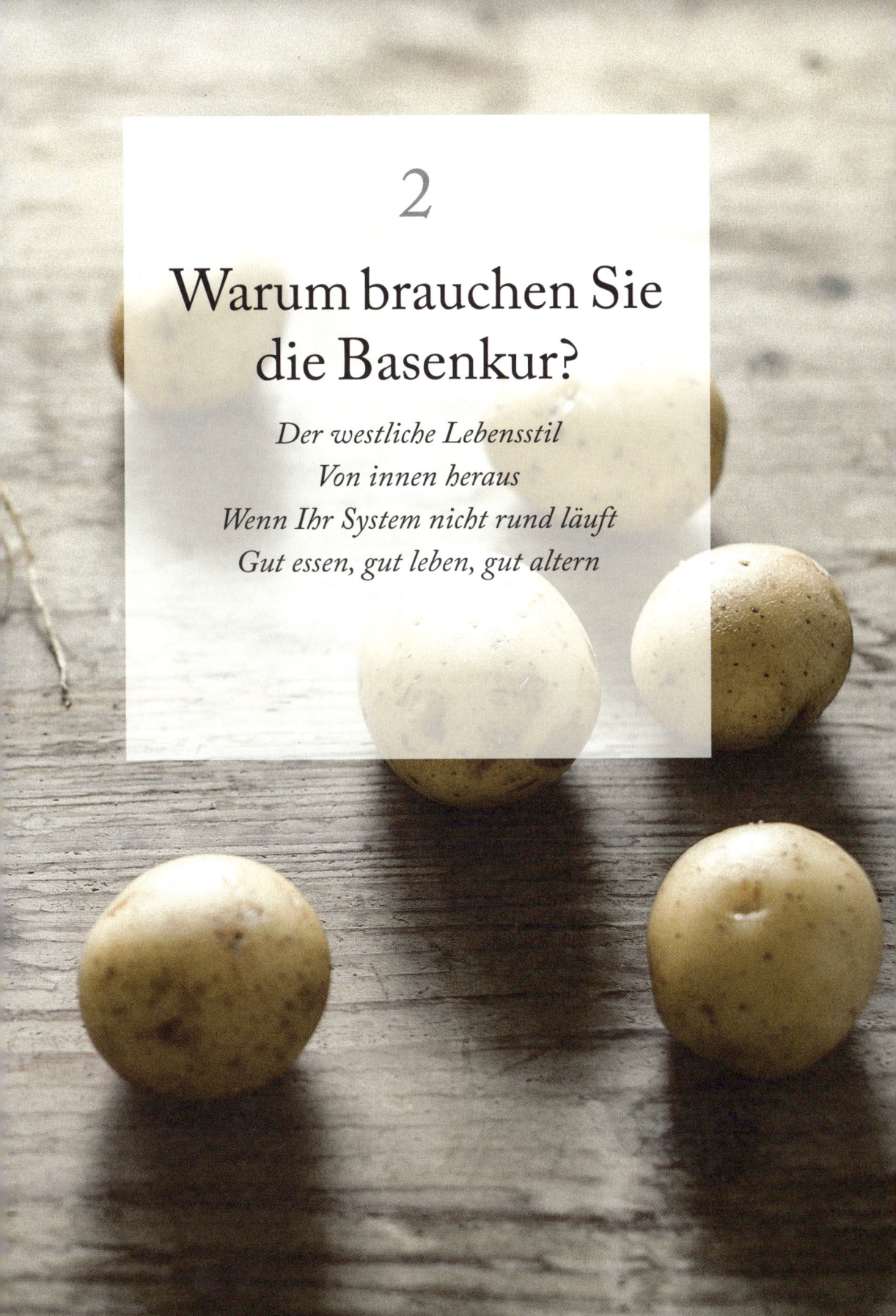

2
Warum brauchen Sie die Basenkur?

Der westliche Lebensstil
Von innen heraus
Wenn Ihr System nicht rund läuft
Gut essen, gut leben, gut altern

DER WESTLICHE LEBENSSTIL

Die westliche Welt wird immer fetter. Durchschnittlich 60 Prozent der Deutschen sind übergewichtig und über 20 Prozent davon gelten als adipös. Die Zahl der Diabeteskranken ist so hoch wie nie zuvor.

Trotz der Fortschritte der Medizin bleiben chronische Erkrankungen eine Plage. Besonders beunruhigend ist, dass unsere Kinder immer fetter werden und einer Zukunft voller gesundheitlicher Probleme entgegensehen. Nach dem Bundesgesundheitsblatt von 2010 gehen Schätzungen davon aus, dass in Deutschland rund 15 Prozent der 2- bis 17-Jährigen übergewichtig sind, etwa 6 Prozent davon leiden unter Adipositas.

In gewissem Sinne haben wir vergessen, wie man isst: Wir essen zu viel, wir essen das Falsche, und wir essen zur falschen Zeit. Und wir konsumieren zu viel Fleisch, Fisch und Zucker. Wir kaufen zu viele raffinierte und industriell verarbeitete, wertlose Produkte, die uns schlicht stopfen. Vieles von dem, was wir essen, hat keinen Wert für unsere Ernährung – unseren Lebensmitteln ist durch Verarbeitungsprozesse alles entzogen worden, was dem Körper helfen könnte, seine Funktionen aufrechtzuerhalten.

Essen unter Druck

Stress hat uns dazu gebracht, Nahrungsmittel als etwas zu betrachten, was sie nicht sind, und ihre essenziellen medizinischen Eigenschaften zu übersehen. Die gewöhnlichsten Dinge, wie etwa Brot, die wir für selbstverständlich und verlässlich halten, werden technologisch verändert. Wir gehen nicht mehr zum örtlichen Bäcker, Fleischer oder Fischhändler, die genau wissen, was sie verkaufen. Stattdessen kaufen wir in Supermärkten ein, wo keiner genau weiß, was uns verkauft wird.

Raffinierte Lebensmittel wie Weißbrot haben keinerlei nützlichen Nährwert mehr und machen dennoch dick. Solche Lebensmittel liefern lediglich leere Kalorien und beanspruchen Platz in unseren Mägen, den andere, nützlichere Lebensmitteln besser ausfüllen würden.

Unsichtbare Veränderungen

Übermäßig saure Mahlzeiten verändern unsere körperliche Form, worunter auch unsere Bewegungsfreude leidet. Wir nehmen zu. Dies ist zwar lediglich ein Symptom, allerdings mit Auswirkungen auf unsere Gesundheit: Unsere Fähigkeit zu körperlicher Leistung wird erdrückt, Knochen und Muskeln überlastet. Was mit Schmerzen und Zwicken beginnt, kann zu Hüft- und Knieersatz führen. Wir werden unbeweglich.

Weniger gut sichtbar sind die Veränderungen im Inneren des Organismus. Bevor wir fett werden, demineralisieren unsere Knochen, unsere Haut erschlafft aufgrund von Nährstoffmangel, und die Giftstoffe, mit denen wir zu kämpfen haben, belasten unseren Organismus. Wir verlieren unsere Vitalität und Gesundheit.

Toxische Überlastung

Ein Zuviel an Säure lässt uns schneller altern. Schlimmer noch, überschüssige Säure schafft im Körper ein Milieu, in dem Allergien und Krankheiten aufblühen. Unser Verdauungstrakt versucht normalerweise, das, was wir zu uns nehmen, in ein Gleichgewicht zu bringen. Das Problem ist, dass zu viel von dem, was wir zu uns nehmen, säurebildend ist und zu wenig davon basenbildend.

Sanierung der Basenbalance

Wie wir essen ist ebenso wichtig wie das, was wir essen. Im Alltag besteht die Gefahr, dass wir oft im Vorbeigehen irgendetwas kaufen oder die Mahlzeiten in engste Zeitfenster pressen. All dies trägt zur Überlastung unseres Verdauungssystems bei. Wenn wir zu schnell essen, geben wir unserem Körper keine Gelegenheit, die Nahrung vollständig zu verdauen und die Nährstoffe zu resorbieren.

Die Art, wie sich unsere Ernährung in den letzten Jahrzehnten entwickelt hat – viele der Veränderungen sind erst vor relativ kurzer Zeit geschehen –, hat auch uns verändert. Unser Essen macht den Organismus träge und lastet schwer auf uns. Es hält uns davon ab, optimal zu funktionieren, und verändert schließlich auch die Form unserer Körper.

Aktiv für die Gesundheit

Die Lösung ist nicht einfach eine simple Pille und auch nicht, einfach mehr von diesem oder jenem zu essen. Diätkuren mit einer einzelnen Komponente im Zentrum – beispielsweise die Kohlsuppen-Diät – gehen an der Sache vorbei. Das wesentliche Ziel sollte sein, das allgemeine Ungleichgewicht zu überwinden. Konzentrieren wir uns darauf, wie der Körper funktioniert, und auf das richtige Essen, dann werden wir unsere Kräfte zurückgewinnen.

Mit anderen Worten, indem Sie die säurebildenden Lebensmittel reduzieren (also hauptsächlich Proteine, raffinierte Fette und Zucker) und sie durch basenbildende ersetzen, können Sie selbst aktiv für Ihre Gesundheit eintreten.

Durch die Veränderungen Ihrer Essgewohnheiten können Sie in erster Linie Krankheit vermeiden. Nicht nur die Lebensmittel selbst müssen hier genau betrachtet werden, sondern auch die Fähigkeit des Körpers, sie zu verarbeiten. Vielfach wird uns zu einer »ausgewogenen Ernährung« geraten – ohne dass genauer erklärt würde, was das eigentlich konkret in der Praxis bedeutet.

Folgen Sie dem einfachen Schema von basischen und sauren Nahrungsmitteln im Verhältnis 2:1, schon haben Sie die ausgewogene Diät, von der die Rede ist. Mit einer gesünderen, weniger sauren, proteinarmen Ernährung und einer positiven Balance zwischen Bewegung und Ruhe bringen Sie wieder Schwung in Ihr Leben.

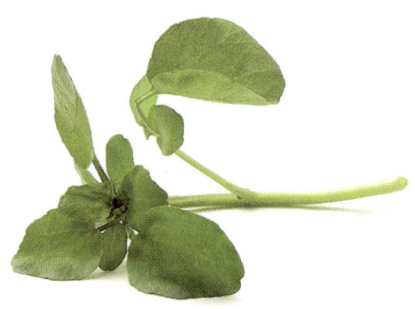

WILLKOMMEN IN DER WESTLICHEN ERNÄHRUNG

Was uns normal und gesund erscheint,
ist in Wirklichkeit ein Menü aus fast nichts als Säure:

FRÜHSTÜCK
*Kaffee oder schwarzer Tee zum Frühstück – selbst ohne Zucker säurebildend,
genauso wie das Croissant dazu.*

ZWEITES FRÜHSTÜCK
*Kekse in der Frühstückspause sind sauer. Cola ist sauer. Fruchtsäfte sind sauer.
Schokoriegel sind sauer.*

MITTAG
*Das gesamte Angebot der beliebtesten Restaurants ist sauer:
Burger, Pizza, frittiertes Hähnchen. Salat ist vermutlich in Ordnung –
aber das Dressing ist dafür besonders sauer. Selbst ein »gesundes« Sandwich und
ein kohlensäurehaltiges Getränk sind sauer, ebenso die Tüte Chips.*

SNACK
*Im Büro könnten Sie sich mit einem stillen Mineralwasser erfrischen, eine
Banane essen und einige Mandeln knabbern, aber der Automat bietet es nicht an.*

AUF EIN GLAS MIT FREUNDEN
*Abends haben Sie vielleicht Lust auf ein Glas Wein,
aber auch wenn Sie ihn genießen – Wein ist sauer.*

ABENDESSEN
*Sogar eine scheinbar gesunde Mahlzeit aus gegrilltem Hähnchen mit Salat
kann sich aufgrund Ihres abendlichen Stresspegels in Säure verwandeln.
Außerdem sollten Sie Ihr Verdauungssystem, für das es abends Zeit wird,
zur Ruhe zu kommen, nicht mit einem Haufen Kalorien belasten.
Und falls Sie sich für Nudeln oder Reis entschieden hatten,
haben Sie Ihrem Magen gerade sinnlose Überstunden verordnet.*

Eine Tasse Kakao und ein Keks als Betthupferl? Mehr Säure.

VON INNEN HERAUS

Ihre Nahrung bestimmt alles an Ihnen – wie schnell Sie altern, die Beschaffenheit Ihrer Haut und Ihrer Organe, Ihr Energieniveau, Ihre Produktivität, Ihre Stimmungen und Gefühle, Ihr Gewicht und, in noch größerem Ausmaß, ob sich chronische Leiden in Ihrem Körper entwickeln können. Sie hat enormen Einfluss auf Ihre Lebensqualität.

Im Original F.X. Mayr Gesundheitszentrum vertreten wir die Überzeugung, dass das Verdauungssystem im Zentrum unserer Gesundheit und unseres Wohlbefindens steht. Seine Aufgabe ist es, all das Essen zu verarbeiten, das wir ihm anbieten – gutes wie schlechtes. Je besser es funktioniert, umso besser funktionieren wir, und umso besser sehen wir aus und fühlen uns. Ernährungswissenschaftler sagen manchmal, der Magen habe sein eigenes Gehirn. Wir entscheiden bewusst, was wir essen, danach entscheidet unser Körper, was zu tun ist.

EIN TAG IM LEBEN IHRES VERDAUUNGSSYSTEMS

Verdauung ist das Zerlegen von Essen, sodass die Nährstoffe von Zellen, Gewebe und Organen resorbiert und genutzt werden können. Ein gesundes Verdauungssystem hat seinen Rhythmus. Jeder 24-Stunden-Zyklus sollte idealerweise mit einem guten Frühstück beginnen und am nächsten Morgen auf der Toilette enden. Aber der Zyklus kann – abhängig von unserem individuellen Stoffwechsel und dem, was wir gegessen haben – davon abweichen.

Die Bedeutung der Enzyme

Enzyme sind aus Proteinketten bestehende Moleküle, die jede biochemische Reaktion im Körper starten, kontrollieren und beenden, also auch die Verdauung von Proteinen und Fetten, das Zerlegen und Ausscheiden von Giften, das Neutralisieren von Säuren, die Umwandlung unseres Essens in Energie für die Zellen sowie das Herauslösen von Aminosäuren aus der Nahrung zum Aufbau von DNS. Jedem Organ stehen unterschiedliche Enzyme zur Verfügung, die jeweils auf ein spezifisches pH-Milieu angewiesen sind, um optimal funktionieren zu können.

Die Funktion des Speichels

Die Verdauung beginnt im Mund mit dem Kauen und Einspeicheln der Nahrung. Kauen ist aus verschiedenen Gründen wichtig: Zum einen ermöglicht es uns, unser Essen zu schmecken, zum anderen regt es den Speichelfluss an. Zum dritten wird durch das Kauen der Körper informiert, dass Nahrung auf dem Weg ist. Und schließlich erleichtert das Zerkleinern und Einspeicheln der Speisen dem übrigen Verdauungsapparat seine Aufgabe. Wenn wir unser Essen verschlingen oder gar mit einem Glas Wasser hinunterspülen, muss der Magen die ganze Arbeit übernehmen. Dafür ist er nicht gemacht.

Der Speichel reguliert den pH-Wert in unserem Mund und bildet ein Reservoir an Kalzium- und Phosphat-Ionen, um unsere Zähne zu remineralisieren und Karies vorzubeugen. Darüber hinaus enthält Speichel die notwendigen Enzyme für die ersten Schritte in der Aufspaltung von Kohlenhydraten. Längeres Kauen verlängert die Einwirkzeit dieser Enzyme. Nicht zuletzt ist Speichel die Vorhut unseres Immunsystems, auf das Bakterien aus unserer Nahrung als Erstes treffen – verweilen die Speisen nicht im Mund, umgehen sie diese erste Verteidigungslinie des Körpers.

Die Rolle des Magens

Der Magen ist ein großer Säurekessel, in dem die Nahrung zerlegt wird. Um sie zu verdauen und die verschiedenen Bakterien und Viren abzutöten, die mit ihr aufgenommen worden sein können, herrscht im Magen ein stark saures Milieu mit einem pH-Wert von rund 1,5. Der Magen verwendet Säure und Enzyme, um die Nahrung aufzuspalten, sodass sie im Dünndarm einfacher weiterverdaut werden kann.

Bei den meisten Menschen beträgt die Verweildauer der Nahrung im Magen grob gesagt zwischen 30 Minuten und vier Stunden. Allerdings passieren die Lebensmittel den Magen unterschiedlich schnell. Melone beispielsweise setzt ihren Weg rascher fort als ein Stück Rindfleisch, das länger bearbeitet wird. Der Magen produziert zudem Natriumhydrogenkarbonat (Natron), das er in den Körper entsendet. Natriumhydrogenkarbonat, ebenso wie die anderen Salze der Kohlensäure (Hydrogencarbonate), werden »Säure-Basen-Puffer« genannt und helfen, überschüssige Säure im Körper zu neutralisieren.

Die Rolle von Dünn- und Dickdarm

Der Übergang vom Magen in den Dünndarm ist durch eine entscheidende Veränderung gekennzeichnet. Im Magen herrscht ein stark saures Milieu. Erreicht nun die teilweise verdaute Nahrung den Dünndarm, setzt die Bauchspeicheldrüse Verdauungssäfte frei, die stark alkalisch sind und damit die Magensäure neutralisieren. Das Sekret der Bauchspeicheldrüse ist außerdem reich an Enzymen, die Fette, Proteine und Kohlenhydrate zerlegen.

Die wichtigsten Aufgaben des Dünndarms sind die chemische Verdauung von Nahrung und die Resorption von Nährstoffen. Wenn der Speisebrei den Dünndarm verlässt, hat der Großteil der in ihm ursprünglich enthaltenen Nährstoffe bereits die Blutlaufbahn erreicht, sodass die Nieren überschüssiges Wasser, Toxine und Säurerückstände aus dem Blut herausfiltern können. Damit die Nahrungsreste nun in Bewegung bleiben, ist reichliches Trinken notwendig. Man erkennt die konsumierte Flüssigkeitsmenge am Urin, der umso heller ist, je mehr Sie getrunken haben. Was nach der Verdauung im Dünndarm übrig ist, gelangt in den Dickdarm, wo die restlichen noch verbliebenen Nährstoffe entzogen werden.

Die wesentlichen Funktionen des Dickdarms sind die Resorption von Wasser aus den unverdaulichen Nahrungsresten, die Resorption von Elektrolyten, die Verstoffwechselung von Vitaminen und Aminosäuren sowie die Zwischenspeicherung und schließlich Ausscheidung der Abfallprodukte des Körpers. Dieser Prozess kann zwölf Stunden und mehr in Anspruch nehmen. Ein- bis zweimal täglich wird die unverdauliche Masse zwecks Ausscheidung zum Rektum transportiert.

Einfachheit und Routine

Regelmäßige Mahlzeiten sind sinnvoll, und das Gleiche gilt für das regelmäßige Abführen. Als Zeitpunkt bietet sich der Morgen besonders an, wobei manche Menschen einige Stunden warten müssen, bis sich der Darm nach dem Aufwachen bewegen will.

Was Ihr Magen verlangt ist ein regelmäßiges Leben. Einfache Nahrung zur richtigen Zeit, die ihn nicht zu hart arbeiten lässt.

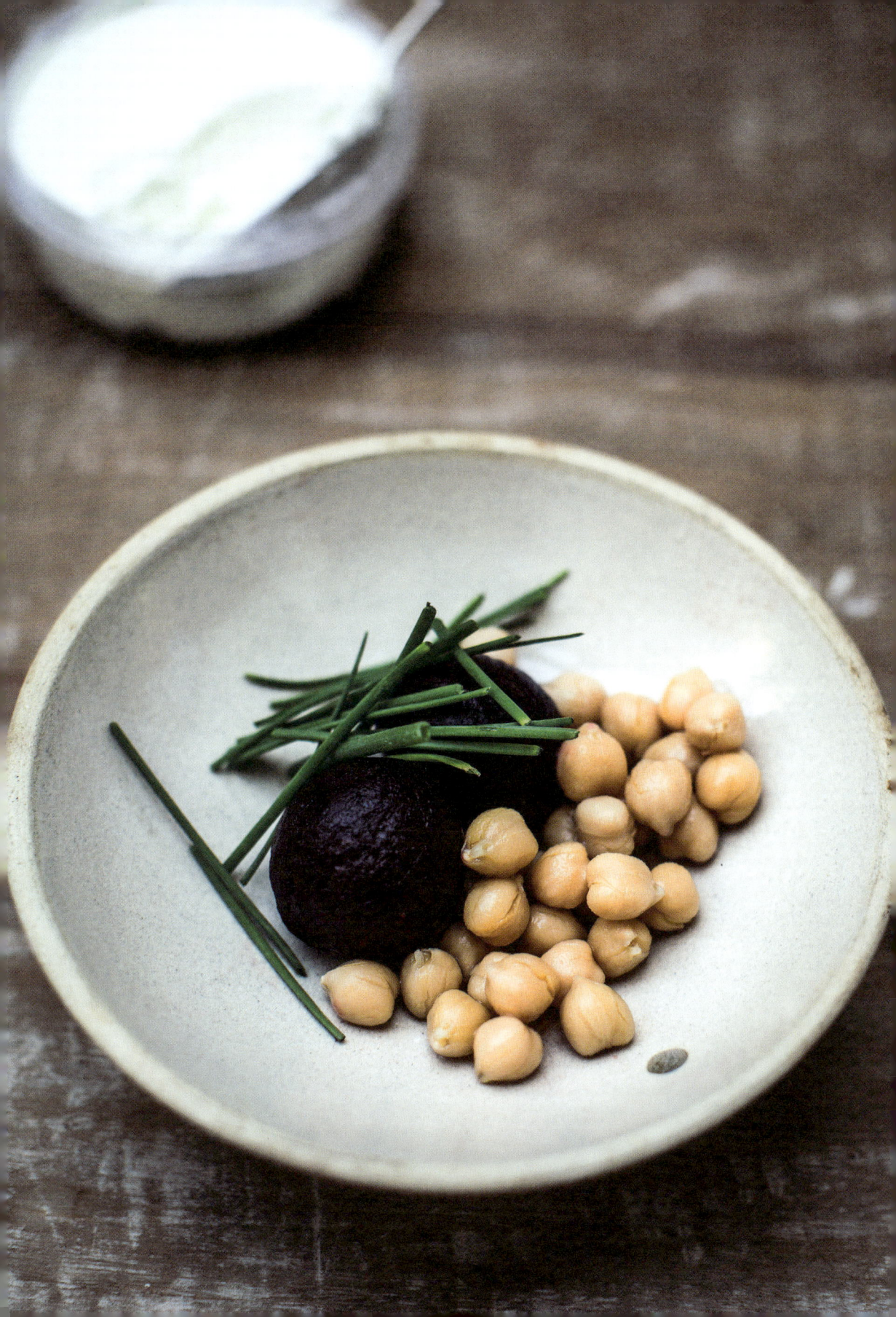

WENN IHR SYSTEM NICHT RUND LÄUFT

Ihr Körper ist darauf ausgelegt, wie eine Maschine zu funktionieren. Wenn Sie zu schnell essen oder zu viel oder zu spät – oder alles zusammen –, dann können Sie Ihren Organismus überlasten und die Verdauungsfähigkeit Ihres Magens beeinträchtigen.

GÄRUNG

Der Magen kann nur eine gewisse Menge Nahrung auf einmal verarbeiten. Dieser Speisebrei wird portionsweise an den Darm abgegeben. Überschreitet die Nahrungszufuhr seine Verarbeitungskapazität, bleibt die Nahrung zu lange im Magen liegen, fault und gärt, bis sie schließlich, unvollständig verdaut, transportiert wird. Die körperlichen Anzeichen dafür sind üblicherweise Blähungen, Aufstoßen und schlechter Atem. Wer über »Sodbrennen« klagt, sollte besser »Magenbrennen« sagen, denn genau das ist es. Jede Portion Essen, die den Magen erreicht, bevor er wieder aufnahmebereit ist, verschlimmert die Situation, vor allem, wenn das Essen sauer ist oder spät abends eingenommen wird.

Die daraus resultierenden Säuren behindern die Arbeit der Enzyme. Mit anderen Worten: Gärung führt zu gedrosselter Verdauungsleistung mit entsprechenden Auswirkungen auf die Gesundheit und unser gesamtes Wohlbefinden.

Beseitigung der Säuren
Säuren, die im Körper durch Stoffwechselprozesse entstehen, werden im Wesentlichen durch die Lungen und Nieren eliminiert. Das Ausatmen von Kohlendioxid ist die schnellste Methode, Säure auszuscheiden, während die Säure-Basen-Puffer der Nieren Magensäure über den Urin abführen. Unser Säure-Basen-Haushalt beruht zu großen Teilen darauf, wie gut diese beiden Organe ihre Aufgaben ausführen können. Intrazelluläre Azidose wird der Zustand genannt, bei dem die Körperflüssigkeiten zu viel Säure enthalten. Er tritt ein, wenn Nieren und Lunge den pH-Wert Ihres Körpers nicht mehr regulieren können, weil die Enzyme mit der Zersetzung der Nahrung zu kämpfen haben und die Säure-Basen-Puffer die Säuren nicht zur Ausscheidung bringen können.

Starke und schwache Säuren

Wenn das Verdauungssystem durch überschüssige Säure überlastet ist, beeinflusst dies nicht nur die Zellen und Enzyme im Körper. Die nun notwendige Form der Entsorgung des Überschusses kann außerdem Ihrer Gesundheit schaden. Schwache Säuren (pflanzlichen Ursprungs) kann der Körper relativ einfach über die üblichen Wege ausscheiden. Stärkere Säuren verlangen mehr Arbeit in den Nieren, deren Tagesleistung jedoch begrenzt ist, insbesondere bei älteren Menschen. Zwei schädliche Methoden, mit überschüssiger Säure zu verfahren, betreffen die Haut und die Knochen: Ihr Körper kann den Säureüberschuss über die Haut ausschwitzen, was Falten, Trockenheit und Entzündungen hervorruft. Ihr Körper kann zudem wertvolle Mineralien aus Ihren Knochen herauslösen, um die Säuren zu neutralisieren. Indem die Säuren auf diese Weise die Reserven an Kalzium und anderen Mineralien in Ihren Knochen dezimieren, erhöht sich Ihr Risiko, an Osteoporose zu erkranken. Ihr kann durch kalzium- und Vitamin-D-haltige Nahrungsergänzungsmittel entgegengewirkt werden, oder – was viel wichtiger ist – durch eine Ernährung, die zur Sanierung Ihres Säure-Basen-Haushalts beiträgt.

Indem Sie die Balance zwischen Säuren und Basen herstellen, werden Sie mit besser funktionierenden Organen, einer schöneren Haut und stabileren Knochen belohnt.

Rohes Gemüse

Rohes Gemüse und rohes Obst sind wichtige basische Lebensmittel, aber sie sind auch anfällig für Gärung. Wenn Sie den Großteil an Obst und Gemüse roh konsumieren, profitieren Sie nicht mehr von den alkalischen Vorzügen, sondern werden stattdessen noch saurer. Vermeiden Sie dies, indem Sie abends auf Raw Food verzichten und generell nicht mehr Rohkost zu sich nehmen, als Ihr Verdauungssystem richtig verarbeiten kann.

DIE AUSWIRKUNGEN VON STRESS

Der Magen reagiert sehr empfindlich auf jede Art von Stress – sei er emotional oder körperlich, er mag ihn nicht. Er verspannt sich und funktioniert nicht mehr effizient. Wenn Sie unter Stress essen, wird Ihrem Magen signalisiert, dass Sie anderweitig beschäftigt sind. Wenn Sie nichts essen, stoppt Ihr Magen den Verdauungsprozess und wartet auf bessere Zeiten.

Aus Sicht der Ernährung ist es also keine gute Idee, gestresst zu essen: Der Magen hält sich an dem fest, was er hat, oder er transportiert die Nahrung weiter, ohne seine Arbeit getan zu haben. Aus den gleichen Gründen ist es auch keine gute Idee, »nebenbei« zu essen. In beiden Fällen wir nur ein kleiner Teil der Nährstoffe resorbiert.

Beliebte Muntermacher wie Cola, Kaffee und Alkohol mögen bei Stress hilfreich erscheinen, sie sind es aber nicht. Zucker ist das schlimmste Übel: Er bietet schnell und kurz Abhilfe, um dann zu verschwinden. Zurück bleiben die Kalorien, die dem Körper Mineralien entziehen – und uns nach mehr verlangen lassen.

DAS ALTERNDE VERDAUUNGSSYSTEM

Beginnt der Körper zu altern, neigt er zunehmend zu Verdauungsproblemen, da die natürliche Versorgung mit Enzymen nachlässt. Die Verdauungsprozesse werden verlangsamt, was zu Krankheit führt, weil toxische Säure nicht wirkungsvoll ausgeschieden, Nahrung weder gründlich verdaut noch resorbiert und an die Zellen keine Energie geliefert werden kann.

Möglicherweise haben Sie kein Problem mit Limonade und Kartoffelchips, solange Sie noch keine 30 Jahre alt sind, aber im Lauf der Jahre wird die Wirkung sichtbar. Sie brauchen eine an alkalischen Lebensmitteln reiche Ernährung, die Ihr Enzym-Lager aufstockt und Ihren Körper im Kampf gegen die Alterserscheinungen unterstützt.

Solche Befunde zeigen, dass für unsere Gesundheit und für einen gut funktionierenden Stoffwechsel ein leistungsfähiges Verdauungssystem vonnöten ist. Das beinhaltet eine ausgewogene Ernährung. Einfach ausgedrückt: Wenn Sie gut essen, werden Sie gut leben und gut altern!

GUT ESSEN, GUT LEBEN, GUT ALTERN

Die Medizin verzeichnet großartige Erfolge, aber dies darf uns nicht von einer simplen Wahrheit ablenken, die wir immer vor Augen haben sollten: Indem wir unsere tägliche Nahrung sorgsam wählen, können wir viele Arztbesuche von vornherein vermeiden.

Gut essen
Nach Dr. Mayrs Philosophie sollten alle seine Patienten gleich behandelt werden. Er war der Überzeugung, dass viele Krankheiten bei einem funktionstüchtigen Magen und Verdauungsapparat gar nicht auftreten würden.

Die Kraft des Essens bei der Heilung des menschlichen Körpers zeigt sich in unserer Klinik tagtäglich: Wir sehen, wie Patienten abnehmen. Wir haben sogar Patientinnen und Patienten gesehen, die glaubten, unfruchtbar zu sein, aber Kinder bekommen konnten, nachdem Sie unsere Ernährungsratschläge befolgt hatten. In vielen Fällen werden Magenschmerzen gelindert, und die Haut klärt sich – Zeichen, die unmittelbar auf eine gesündere Zukunft deuten. Ganz zentral im Sinne der Lehre Mayrs ist auch die Frage, *wie* wir essen: Gründlich zu kauen und sich beim Essen Zeit zu nehmen ist entscheidend für gute Gesundheit.

In den vergangenen Jahrzehnten hat sich der Konsum von Fast Food und die Industrialisierung unserer Nahrung enorm gesteigert. Immer mehr Lebensmittel werden mit Konservierungsmitteln, Geschmacksverstärkern, Zucker und Salz überladen. Ihre Krankheitswirkung lässt sich nachweisen. Wir müssen uns wieder natürlich, ökologisch und saisonal ernähren.

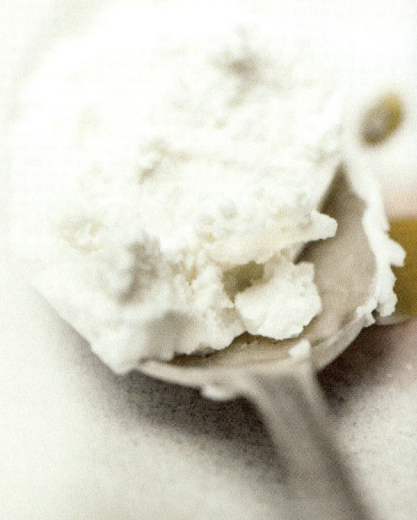

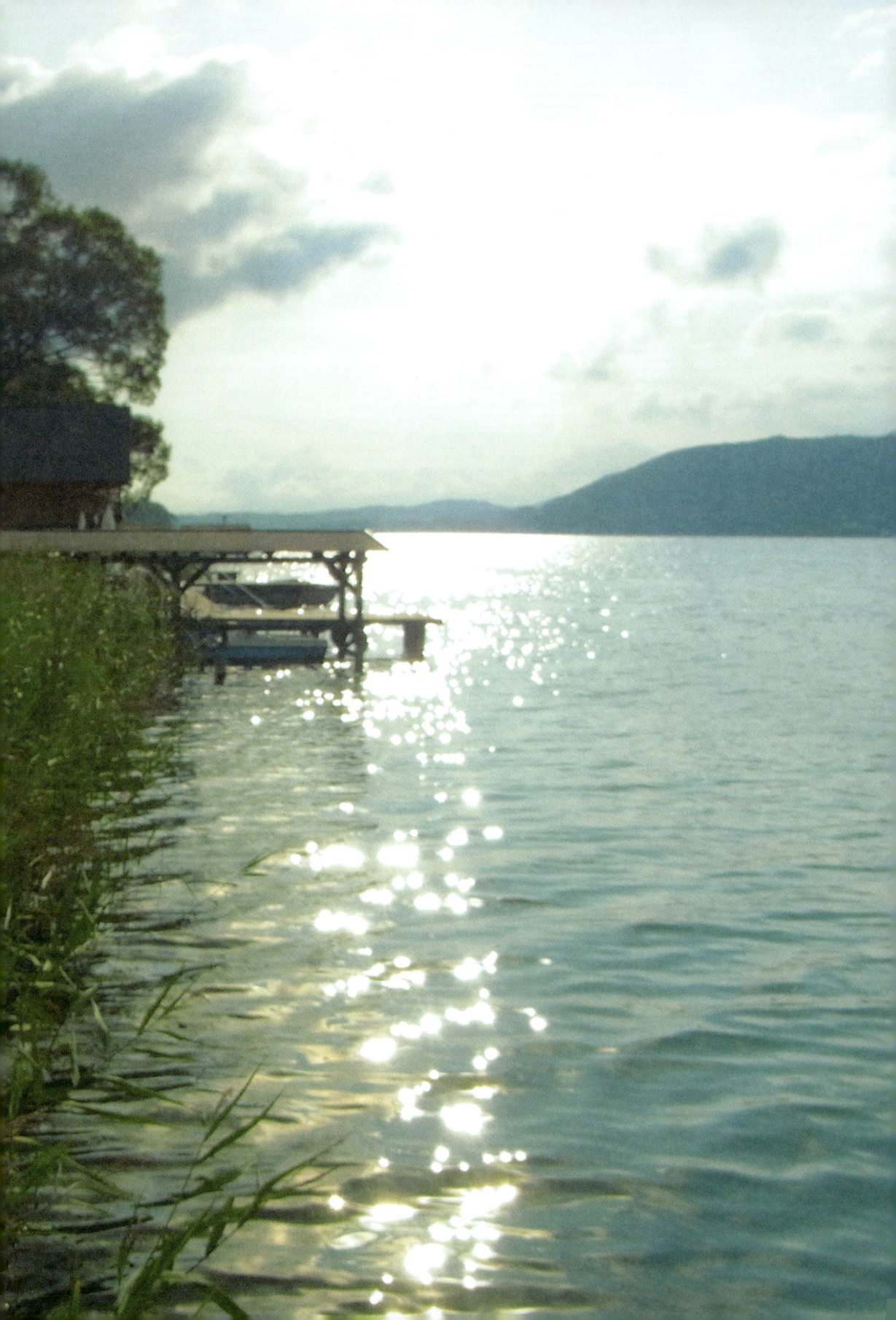

Gut leben

Die Ernährungsweise allein ist jedoch nicht für gute Gesundheit verantwortlich. Ein weiterer grundlegender Baustein unseres Ansatzes ist die Verbesserung der Lebensführung. Leichtes Cardio- und Atemtraining verbessert die Blutzirkulation, kräftigt den Körper und unterstützt seinerseits die inneren Organe ebenso wie den Abbau von Stress. Aktivitäten, die Freude bereiten (wie Tanzen, Wandern, Schwimmen) oder Frieden geben (wie Yoga oder Meditation), tun uns ebenfalls gut.

Unsere unmittelbare Umgebung ist wichtig für unsere Gesundheit: Offene Fenster lassen frische Luft herein, Blumen und Grünpflanzen versorgen uns mit Sauerstoff, Musik beruhigt und macht glücklich.

Gut altern

Wir werden alle alt, doch saure Nahrung und schlechte Lebensführung lassen uns schneller altern, als natürlich wäre. Inzwischen akzeptieren wir chronische Leiden und Krankheiten als Teil unseres Lebens. Viele Symptome des Alters können jedoch durch eine gesündere Ernährung hinausgezögert werden. Die meisten Krankheiten und Leiden entwickeln sich über Jahre hinweg. Die Tasse Kaffee heute morgen wird Sie nicht umbringen. Ein Hamburger wird dies ebenso wenig tun. Die Langzeiteffekte dieser sauren Nahrungsmittel aber – zum Beispiel das Lösen von Mineralstoffen aus den Knochen – bauen sich schleichend im Lauf von Jahren auf.

Mithilfe der Empfehlungen in diesem Buch wird Ihr Körper zur Harmonie zurückfinden – negative Einflüsse werden unterbunden, und Sie werden motiviert, Ihre Ess- und Lebensgewohnheiten zu ändern. Im Leben geht es immer um Balance, Rhythmus und Zyklen. Die einzige Person, die Ihnen sagen kann, wann es Zeit wird zu handeln, sind Sie selbst.

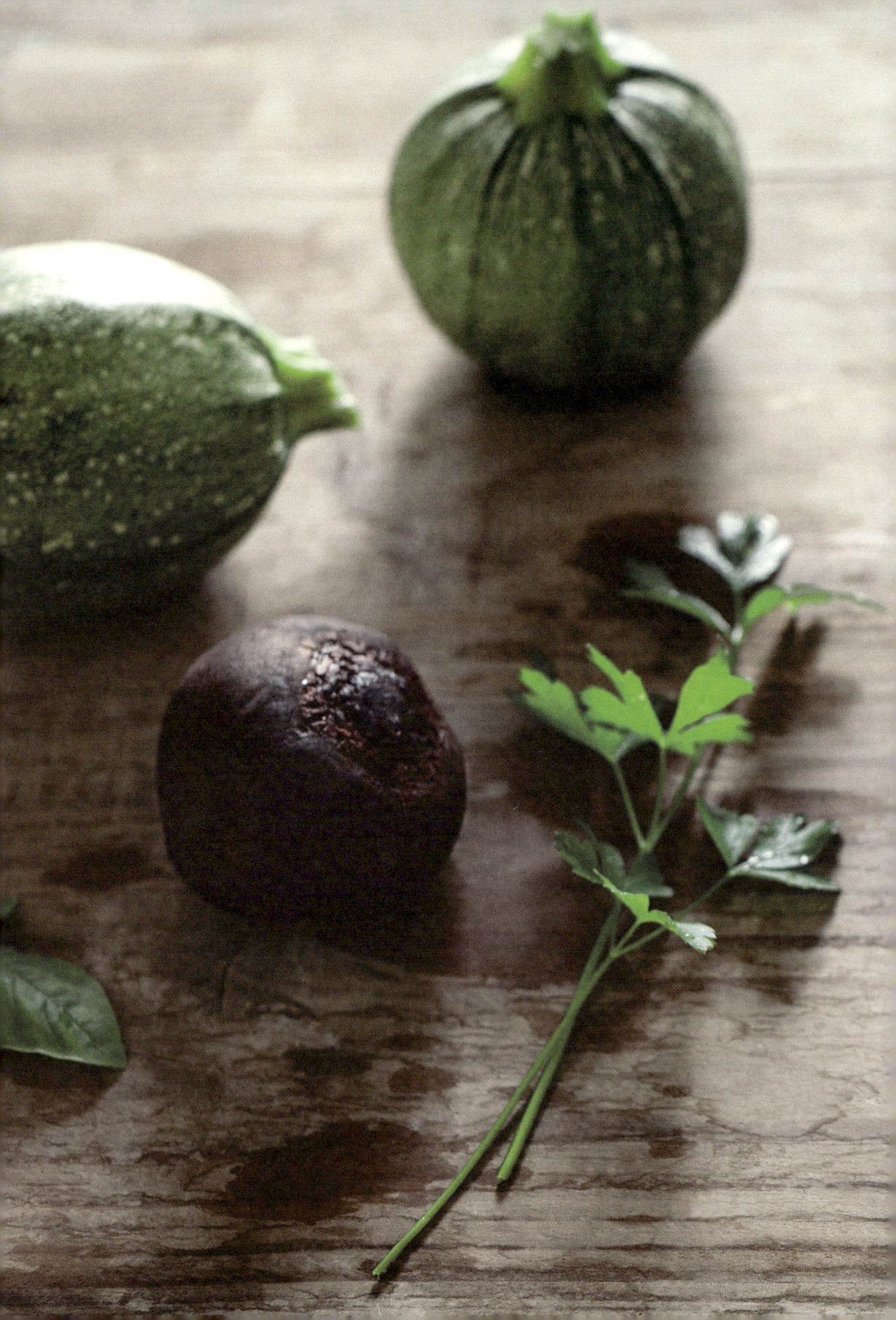

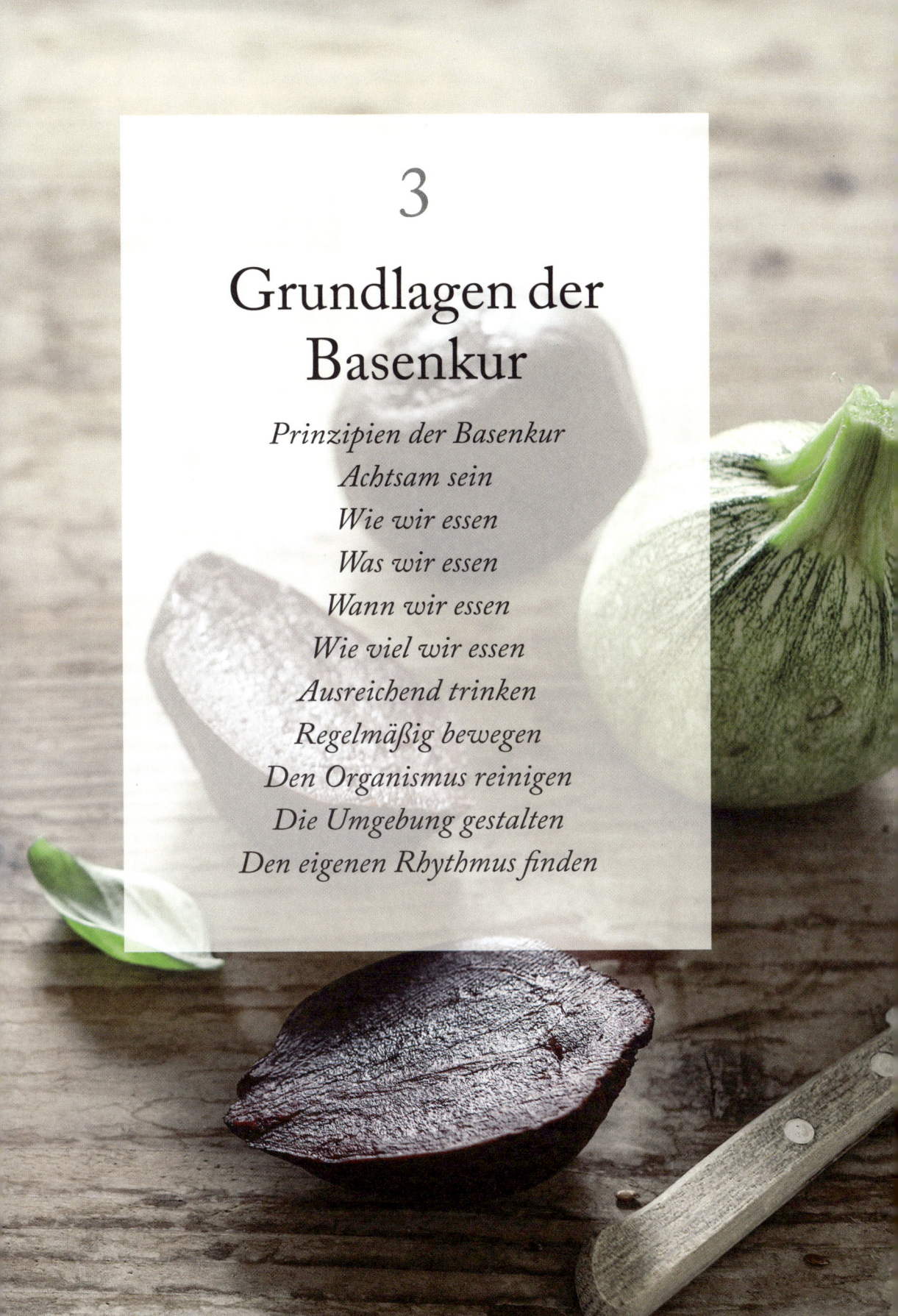

3
Grundlagen der Basenkur

Prinzipien der Basenkur
Achtsam sein
Wie wir essen
Was wir essen
Wann wir essen
Wie viel wir essen
Ausreichend trinken
Regelmäßig bewegen
Den Organismus reinigen
Die Umgebung gestalten
Den eigenen Rhythmus finden

PRINZIPIEN DER BASENKUR

Die Basenkur ist ein Rezept für Gesundheit. Durch das Ausbalancieren von Säuren und Basen in Ihrer Ernährung hilft sie Ihnen, Ihren Körper aus seinem sauren Zustand zu befreien. Sie müssen nicht alle sauren Lebensmittel aus Ihrem Speiseplan streichen. Ihr Ziel sollte vielmehr sein, weniger Saures und mehr Alkalisches zu essen, um die Unausgewogenheit im Säure-Basen-Hauhalt Ihres Körpers zu überwinden. Sie müssen keinen Marathon laufen. Sie brauchen maßvolle und regelmäßige Bewegung. Ihr Körper verlangt nicht nach Extremen, er verlangt nach Balance.

Achten Sie darauf, wie Sie essen und wie Sie sich anschließend fühlen. Hetzen Sie beim Essen? Kauen Sie nur wenige Male und verschlucken das Essen dann fast im Stück? Spülen Sie Ihre Bissen mit einem Getränk hinunter? Essen Sie im Gehen? All dies hat einen größeren Einfluss auf Ihre Gesundheit, als Ihnen bewusst sein mag.

Sich basisch zu ernähren bedeutet, mit einigen der allgemein akzeptierten Normen zu brechen, insbesondere wenn es um Portionsgrößen geht. Schwere saure Mahlzeiten am späten Abend fügen Ihrer Gesundheit Schaden zu. Ihre neue Regel sollte lauten: Lege Wert auf die Qualität deiner Nahrung und genieße sie in kleineren Portionen. Wähle frische, lokale und saisonale Produkte und kombiniere basische und saure Lebensmittel im Verhältnis 2:1.

Das alkalische Leben

Damit Sie von den langfristigen Vorteilen dieses Ernährungsprogramms profitieren können, möchten wir Sie dazu ermuntern, nicht nur eine 14-Tage-Diät ins Auge zu fassen. Dieses Buch ist als Ausgangspunkt für den Weg in ein alkalisches Leben gedacht. Es ist eine Einführung in die zehn Prinzipien, die am Original F.X. Mayr Gesundheitszentrum gelehrt und praktiziert werden.

Unser erstes und wichtigstes Prinzip ist das der Achtsamkeit oder des – wie manchmal auch gesagt wird – Bewusstseins. Und das zehnte Prinzip spiegelt diese Philosophie wider, indem es uns daran erinnert, für uns selbst die gleiche Regelmäßigkeit und den gleichen Rhythmus zu entdecken, wie wir sie in der Natur finden. Dies ist der Weg zu Harmonie und Balance – in der Ernährung und im Leben.

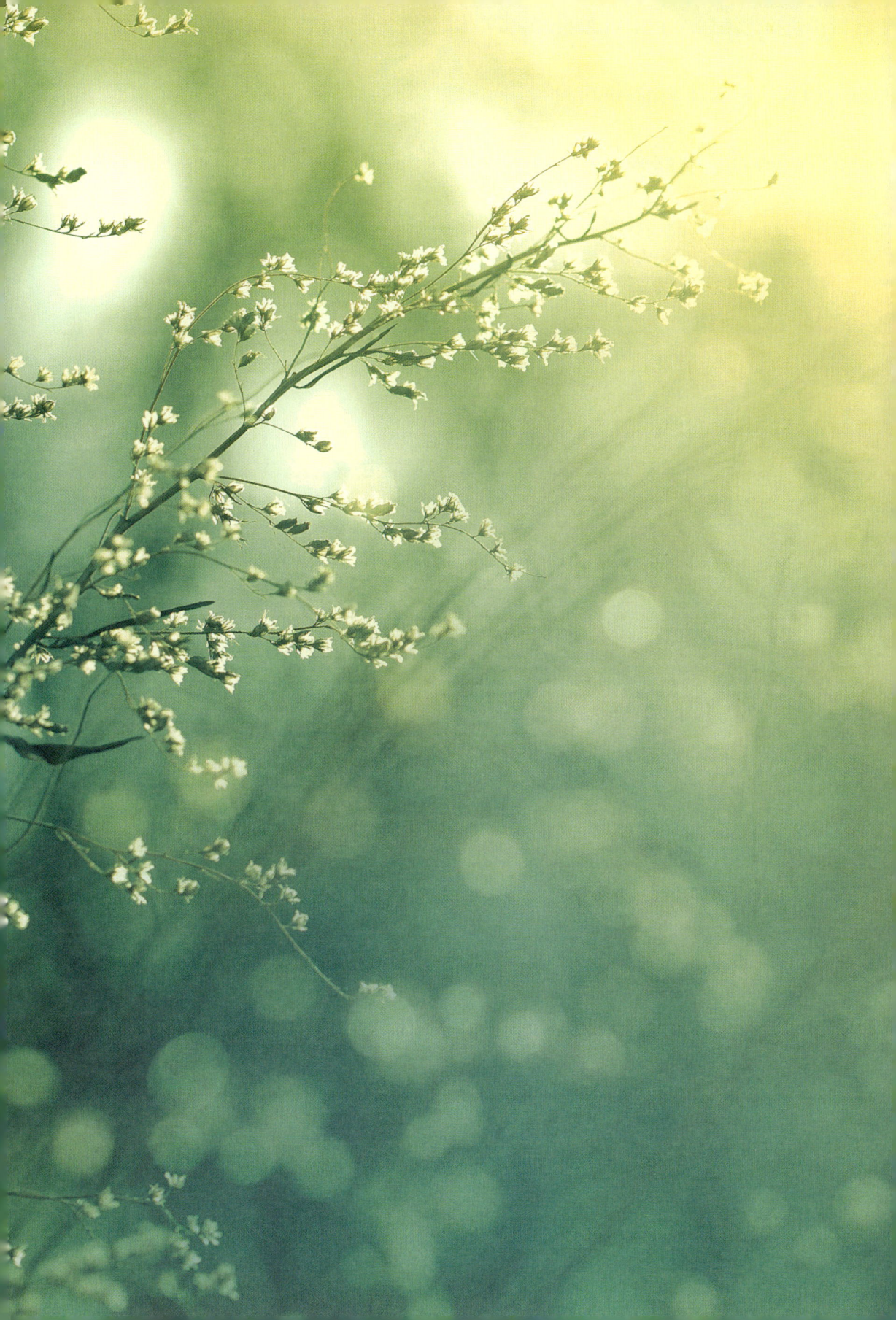

1. ACHTSAM SEIN

Zufriedenheit, Entspannung und eine allgemeine mentale Gesundheit sind wichtige Voraussetzungen für gute Lebensqualität. Stress, schlechter Schlaf und allgemeine Traurigkeit machen den Körper anfällig für Krankheit und Leiden.

Das Ausbalancieren von Körper und Seele sollte damit beginnen, dass Sie aufmerksam sind: Wie fühlt sich mein Körper? Mit welchen Emotionen reagiere ich in bestimmten Situationen? Welche Ess- und Lebensgewohnheiten pflege ich? Hier geht es darum, sich selbst zu zentrieren, sich selbst zu kennen und ruhige Kontrolle über sich selbst zu gewinnen.

Eine Methode zum Ausbalancieren von Körper und Seele ist als MBSR (*Mindfulness-Based Stress Reduction*) oder Achtsamkeitsbasierte Stressreduktion bekannt. Es ist eine Technik zur Vorbeugung und Behandlung von Burn-out und anderen stressbedingten Krankheiten. MBSR verbindet buddhistische Meditationstechniken und Elemente aus dem Yoga in einer nicht-religiösen, nicht-esoterischen Art, um den Geist zu trainieren. Ziel ist es, Achtsamkeit zum Bestandteil des Alltags zu machen. Dazu gehört das bewusste Fokussieren auf den Moment, mit einer wertfreien Beobachtung und Wahrnehmung von Körper, Emotionen und Umgebung. Diese gesteigerte Achtsamkeit sollte Sie dazu befähigen, die Dinge viel klarer und realistischer wahrzunehmen und Ihre Emotionen zu regulieren.

Die Vorteile von bewusstem Essen
Viele von uns sehen Mahlzeiten als eine Notwendigkeit, die sich schnell erledigen lässt, um Zeit für andere Dinge zu gewinnen. Oft nehmen wir unsere Mahlzeiten nebenbei ein. Wir wechseln in den Autopiloten-Modus und spießen, kauen, schlucken ganz mechanisch. Auch gesunde Nahrung belastet unseren Organismus, wenn wir sie nur schnell verputzen. Für Mahlzeiten sollten Sie sich Zeit nehmen, Familienzeit, die Zeit, in der man zur Ruhe kommt. Bedenken wir, wie wichtig das Essen ist, das uns am Leben erhält, sollten wir ihm wirklich mehr unserer Zeit zugestehen. Sie werden nicht immer die nötige Zeit dafür haben. Doch sich bei jeder Gelegenheit wieder darauf zu besinnen ist ungemein wohltuend.

DIE ZEHN SCHRITTE DES BEWUSSTEN ESSENS

1. Nehmen Sie sich Zeit zum Essen: Gönnen Sie sich zu jeder Mahlzeit wenigstens 30 Minuten am Tisch.

2. Setzen Sie sich bequem hin: Atmen Sie zweimal tief durch und kommen Sie zur Ruhe. Akzeptieren Sie, dass diese Zeit für die Mahlzeit reserviert ist. Seien Sie dankbar für das nahrhafte Essen.

3. Erkennen Sie jedes Gefühl von Ungeduld und den Drang, endlich loszulegen und einfach nur zu essen. Auch wenn sich Ihre Gedanken noch um Dinge drehen, die Sie erledigen müssen, versuchen Sie sich zu konzentrieren. Diese Zeit ist dem Genuss Ihrer Speisen gewidmet.

4. Betrachten Sie das Essen auf Ihrem Teller. Würdigen Sie sein appetitliches Aussehen. Nehmen Sie seinen Duft wahr.

5. Bevor Sie zu essen beginnen, achten Sie auf die Menge, die Sie auf die Gabel nehmen – je weniger, desto besser.

6. Nehmen Sie sich Zeit zu kauen, um den variierenden Geschmack und die Texturen zu würdigen.

7. Kauen Sie gründlich, 30- bis 50-mal. Zerkleinern Sie Ihre Nahrung vollständig, bevor Sie schlucken.

8. Legen Sie Ihre Gabel zwischen den Bissen nieder. Diese kleinen Pausen sind wichtig, um Ihren Magen nicht zu überfordern.

9. Widerstehen Sie jeder Versuchung zu hasten – ob zum nächsten Bissen, weiter zum Dessert oder zur nächsten Aufgabe.

10. Bleiben Sie nach dem Essen für einige Minuten entspannt sitzen. Körper und Geist werden Ihnen dankbar für diese Zugabe sein. Sie sollten sich ruhig, zufrieden und gestärkt fühlen, nicht aufgebläht und vollgestopft.

2. WIE WIR ESSEN

Sich Zeit zu nehmen ist das erste Gesetz des guten Essens. Essen Sie nicht, wenn Stress oder Ärger Sie zur Eile verleiten könnten. Wenn Sie essen, reservieren Sie ausreichend Zeit dafür, sodass Ihr Körper aufnehmen kann, was Sie ihm geben, besonders beim Frühstück oder Mittagessen. Sie müssen das Vergnügen am guten Essen neu erlernen.

Ihr Körper verdaut unterschiedliche Nahrung in verschiedenen Abschnitten des Verdauungstrakts und benötigt Zeit dafür. Es sollte nicht überraschen, dass er diese Aufgabe effektiver bewältigt, wenn Sie entspannt sind.

Die Kunst des Kauens

Verdauung beginnt im Mund. Die Nahrung zu zermahlen hilft dem Körper, sie zu verarbeiten. Wenn Sie Ihr Essen nicht gründlich genug kauen, fühlen Sie sich am Ende womöglich aufgebläht. Große Nahrungsstücke können bei ihrer Wanderung durch Magen und Darm mehr Bakterien mit sich führen, die ihrerseits Gase produzieren und damit Unwohlsein hervorrufen.

Auch die Resorption wird durch ungenügendes Kauen und ineffiziente Verdauung beeinträchtigt. Kauen regt die Produktion von Magensäure an, die die Nahrung spaltet und damit resorbierbar macht. Kauen Sie nicht gründlich, haben andere Teile des Verdauungstrakts mehr zu tun – und Sie fühlen sich träge.

Studien zeigten, dass Menschen, die langsam essen, tendenziell weniger verzehren und dadurch weniger zu Übergewicht neigen. Je länger Sie Ihr Essen kauen, umso länger wird Ihre Mahlzeit dauern. Während Sie essen, wird dem Gehirn gemeldet, dass Sie bald gesättigt sein werden. Essen Sie schnell, bleibt der Status »hungrig« erhalten, obwohl Sie bereits genug Kalorien aufgenommen haben. Eine hastig eingenommene Mahlzeit können Sie zudem kaum wirklich schmecken. Indem Sie sich Zeit nehmen, kommen Sie in den vollen Genuss der Aromen, Texturen und Farben.

Richtiges Kauen – jeden Bissen 30- bis 50-mal – zerlegt das Essen nicht nur in leicht verdauliche Stücke und befriedigt Ihren Appetit, es ermöglicht auch dem Speichel, seine Rolle wahrzunehmen.

Würdigung des Essens – eine Übung

Diese Übung im Essen praktizieren wir in unserer Klinik. Sie soll uns vor Augen führen, wie etwas so Unscheinbares wie eine Rosine oder Sultanine uns das achtsame Essen lehren kann.

Nehmen Sie eine Rosine. Betrachten Sie sie aufmerksam und nehmen Sie ihren Duft war. Wenn der süße Duft sich in Ihrer Nase ausbreitet, werden Sie von den Erwartungen auf den Geschmack erfüllt. Legen Sie die Rosine in Ihren Mund und betasten Sie sie mit der Zunge. Kauen Sie nun achtsam: Spüren Sie, wie der Geschmack sich in Ihrem Mund ausbreitet. Beobachten Sie, wie Sie sich fühlen, und entscheiden Sie, wann Sie bereit sind zu schlucken. Die Energie der Sonne und die Nährstoffe der Erde, die sich in dieser kleinen Rosine gesammelt haben, sind nun in Ihnen. Sie werden sie perfekt verdauen. Diese Übung sollte rund 4 Minuten dauern.

Es ist unerlässlich, dass die Nahrung ausreichend lange in unserem Mund verweilt, damit sie gründlich mit Speichel, einem wichtigen Verdauungssaft, vermischt wird. Ein gesunder Mensch produziert drei bis sechs Tassen Speichel am Tag. Bei manchem Essen lässt es sich schwer bewerkstelligen, einen Bissen tatsächlich 30- bis 50-mal zu kauen, aber der Vorgang des Zerkleinerns ist selbst bei einem Salatblatt sehr vorteilhaft, da der Speichelfluss, den das Kauen auslöst, den Rest des Verdauungssystems auf die Ankunft von Nahrung vorbereitet und die Nahrung geschmeidig macht.

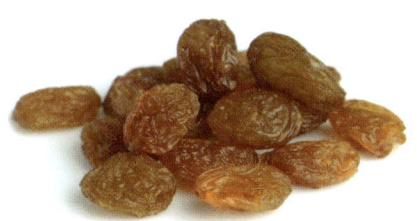

3. WAS WIR ESSEN

Alles, was wir essen, wirkt sich auf unseren Säure-Basen-Haushalt aus. Wie schon erwähnt, ist das ideale Verhältnis von Basen zu Säuren 2:1. Das heißt: Jede Portion saurer Nahrung auf Ihrem Teller sollte von der doppelten Menge basischer Nahrung begleitet werden.

Entscheidenden Einfluss auf unsere Gesundheit hat jedoch nicht nur die Art des Lebensmittels, das wir zu uns nehmen, sondern auch seine Qualität. Den Mineralstoffgehalt von Gemüse bestimmt (neben anderen Faktoren) die Erde, in der es gewachsen ist. Wir möchten Sie daher dazu anregen, nach frischen, saisonalen, lokal erzeugten Lebensmitteln in bester Qualität Ausschau zu halten. So können Sie sicherstellen, dass das, was Sie essen, sowohl kulinarisch als auch ernährungsphysiologisch wertvoll ist. Wenn möglich, bevorzugen Sie Produkte aus biologischer Herstellung.

Essen Sie regionale Lebensmittel
Lebensmittel haben für Ihre Ernährung einen höheren Wert, wenn Sie aus der Gegend kommen, in der Sie leben. Je länger der Transportweg, durch umso mehr Hände sind die Lebensmittel gegangen. Damit steigt nicht nur die Wahrscheinlichkeit, dass sie bearbeitet wurden, sondern auch ihr Säuregrad. Lokal erzeugte Lebensmittel bringen mehr Frische und Qualität in Ihre Speisen und werden zudem häufig von kleineren, handwerklich arbeitenden Betrieben produziert. Im Allgemeinen gilt gerade in der Lebensmittelindustrie: Je größer das Unternehmen, umso größer die Kompromisse, die bei der Qualität gemacht werden.

Wählen Sie saisonale Produkte
Optimal gereifte Lebensmittel enthalten das Maximum an Nährstoffen. Das trifft besonders auf Obst zu. Das Leben ist von Rhythmen geprägt, und wir sollten uns dementsprechend verhalten. Das Angebot in den Supermärkten lässt uns glauben, es gäbe nur eine Saison, in der alles jederzeit verfügbar ist. Das ist ein Märchen. Bei uns reifen Erdbeeren im Juni, Pflaumen im September und Äpfel im Oktober. Auf den Märkten und in kleinen Läden ist es einfacher, verschiedene Produkte in kleinen Mengen zu kaufen. Großpackungen verstopfen nur den Kühlschrank, und das Obst oder Gemüse wird kaum verbraucht, solange es noch richtig frisch ist.

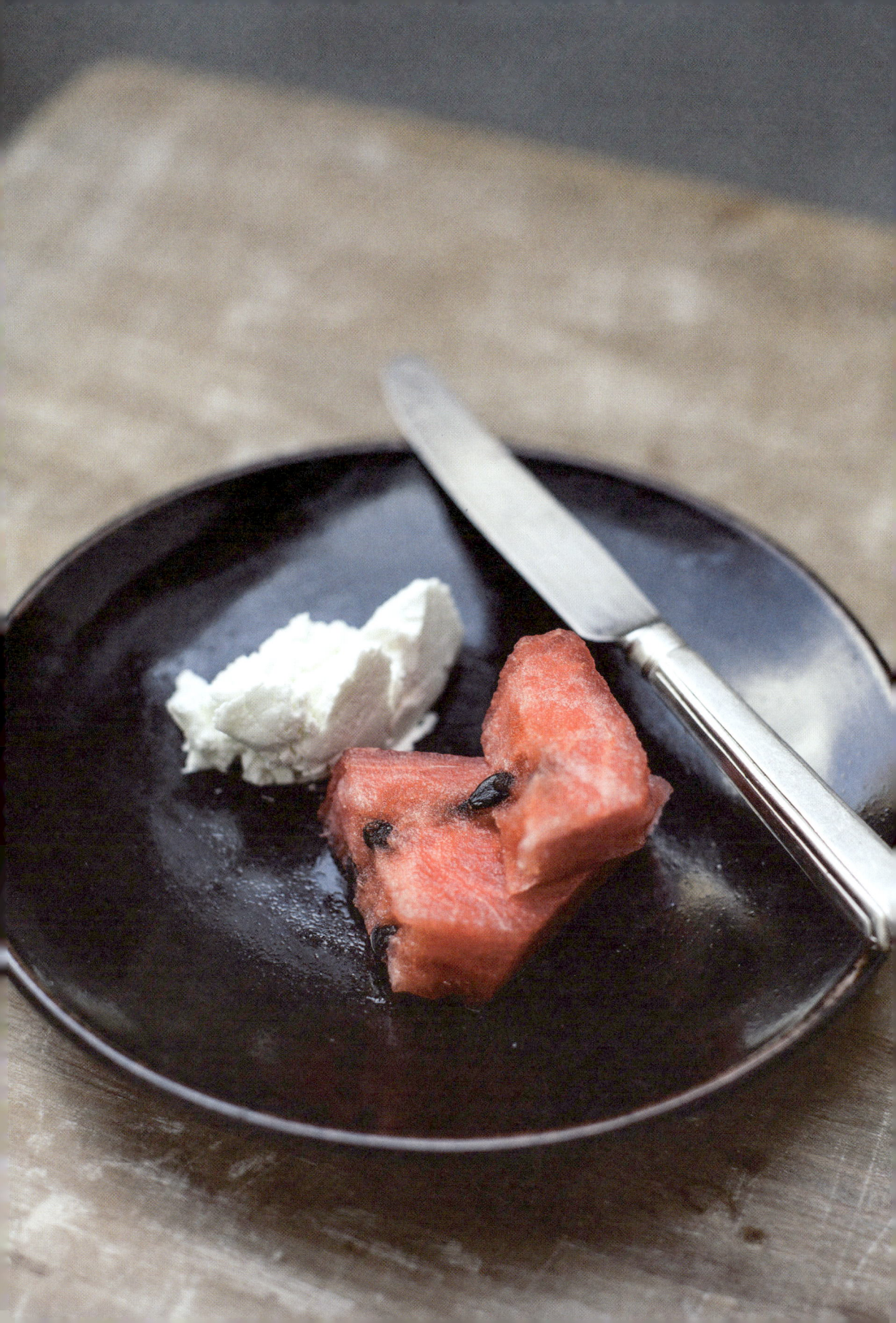

4. WANN WIR ESSEN

Frühstück und Mittagessen sollten Ihre Hauptmahlzeiten werden. Wenn Sie am Morgen erwachen, ist Ihr Körper (aus Sicht der Verdauung) auf der Höhe seiner Leistungsfähigkeit, und er kann eine große Vielfalt verschiedener Nahrungsmittel verkraften. Abends jedoch drosselt der Körper, genau wie Ihr Geist, seine Leistung, sodass Sie leicht verdauliche Speisen in kleineren Portionen essen müssen. Das Abendbrot sollte bevorzugt vor 18 Uhr verzehrt werden. Spätere Mahlzeiten haben ungünstige Auswirkungen, unter anderem diese:

* **Schlafstörungen:** Ihre Körperrhythmen sind darauf ausgerichtet, den Verdauungsprozess innerhalb von 24 Stunden abzuschließen. Mit Sonnenuntergang entschleunigt der Körper und bereitet sich auf den Nachtschlaf vor. Diesen nutzt er – und somit auch der Verdauungsapparat – für eine notwendige Pause, in der er sich reinigen und auf den kommenden Tag vorbereiten kann. Wenn Sie essen, während der Körper seine Tätigkeit schon reduzieren will, zwingen Sie Ihren Stoffwechsel noch einmal hochzufahren, um die Nahrung zu verdauen. Diese Aktivität verbraucht Energie und kann zu schlechtem Schlaf und Trägheit führen.

* **Saurer Reflux:** Wenn Sie sich nach einer Abendmahlzeit zum Schlafen hinlegen, kann aufgrund Ihrer waagerechten Lage saure Flüssigkeit aus dem Magen entlang der Speiseröhre zurückfließen (gastroösophagealer Reflux) und neben Sodbrennen auch Entzündungen verursachen.

Rohkost nur vor vier

Rohkost ist sehr nährstoffreich, allerdings nicht leicht verdaulich: Sie beansprucht bei der Verdauung mehr Zeit. Wenn Sie Rohkost am Abend essen und anschließend zu Bett gehen, besteht die Möglichkeit, dass sie während der Nacht auf dem Weg durch den Verdauungsapparat liegen bleibt. Von Erholung weit entfernt, erwacht nun Ihr Magen zur Arbeit: das Abendessen abräumen. Essen Sie Rohkost gerne tagsüber, aber sorgen Sie immer dafür, dass Ihr Körper vor dem Schlafen genug Zeit hat, sie zu verdauen.

5. WIE VIEL WIR ESSEN

Die meisten von uns essen mehr, als der Körper bewältigen kann, und mehr als wir aus ernährungsphysiologischer Sicht brauchen. Wenn der Speiseplan das ganze Spektrum an Vitaminen, Mineralstoffen und Aminosäuren beinhaltet, muss man nicht so viel essen. Dennoch tun es viele. Das gilt besonders für Fleisch. Wie sich »zu viel« genau definiert, ist von Person zu Person verschieden.

In Anbetracht der Asymmetrie, die mit hoher Wahrscheinlichkeit in Ihrer Ernährung seit vielen Jahren zugunsten saurer Nahrungsmittel (siehe Seite 68) besteht, empfehlen wir, zur Kompensation größere Mengen alkalischer Nahrung zu essen. Streben Sie über die ersten Wochen ein Verhältnis von 4:1 (alkalisch:sauer) an, um den Detox-Prozess anzukurbeln.

Der Magen benötigt bis zu 4 Stunden, um eine Mahlzeit zu verdauen. Frisches Essen auf teilweise verdaute Nahrung zu schichten, ist nicht ratsam. Der Magen muss jede aufgenommene Nahrung separat verarbeiten und bemisst auch seinen Säuregrad entsprechend. Es ist daher wichtig, dass zwischen den Mahlzeiten genügend Zeit liegt.

Trinken Sie zwischen den Mahlzeiten Wasser, Gemüse- oder Kräutertee, aber verzichten Sie während des Essens auf Getränke.

Portionskontrolle leicht gemacht
Füllen Sie Ihren Magen mit zu viel Essen, werden Sie ihn dehnen und überfordern. Häufig sind unsere Mahlzeiten zwar doppelt oder dreifach so groß wie der Magen, aber gebaut sind wir dafür nicht.

Solches Essverhalten zwingt den Körper, immer mehr Energie für die Verdauung der großen Nahrungsmengen aufzuwenden. Dies erschöpft den Organismus, und Sie fühlen sich kraftlos – sowohl körperlich als auch mental. Überernährung ist außerdem Verschwendung, denn der Körper kann nur eine begrenzte Menge an Nährstoffen resorbieren. Essen Sie zu viel, wird auch zu viel Ihres Essens schlicht in Abfall verwandelt.

Mit kleineren Portionen lässt sich die Nahrungszufuhr leicht begrenzen. Wir empfehlen in der Klinik, von kleineren Tellern zu essen und einen kleineren Löffel zu nehmen, sodass sich gut visualisieren lässt, was wir erreichen möchten. Jeder Bissen zählt – genießen Sie es!

6. AUSREICHEND TRINKEN

Wasser ist einer der wichtigsten Aspekte einer Detox-Kur: Es reinigt den Körper und hält seinen Flüssigkeitshaushalt aufrecht. Es ist also offensichtlich, dass wir schon früh am Morgen beginnen müssen, es zu trinken. Wir sollten lernen, dies zu respektieren und Geschmack am Wasser zu finden. Wasser hilft, die Nährstoffe im Körper zu verteilen und Gifte auszuspülen. Auch die Haut profitiert von einer guten Hydration des Körpers.

Je mehr Sie trinken, umso mehr wird es Ihnen helfen, den Körper zu reinigen. Sie sollten täglich wenigstens zwei Liter Wasser trinken (bei einem Körpergewicht von 68 kg, ansonsten mehr). Klares Wasser ist die beste Wahl, aber auch Kräuter- und Gemüsetees sind in Ordnung.

Während des Essens sollten Sie nicht trinken. Trinken Sie eine halbe Stunde vor oder nach den Mahlzeiten. Wenn Sie das Essen mit einem Schluck Wasser hinunterspülen, werden nicht nur der Speichel und die Magensäure verdünnt und der Magen eines entscheidenden Stimulus' beraubt, sondern es lenkt auch von dem eigentlichen Vorgang, der Verdauung, ab. Wasser ist wertvoll, aber nicht zur selben Zeit wie Essen. Es gibt eine Zeit zum Trinken und eine Zeit zum Essen.

Stichwort: Ionisiertes Wasser

Ionisiertes (alkalisches) Wasser hat einen pH-Wert über 7. So wie andere alkalische Lebensmittel kann auch ionisiertes Wasser den Auswirkungen einer zu sauren Ernährung entgegenwirken. Für die Herstellung dieses Wassers wird ein sogenannter Ionisator gebraucht. Aber es gibt auch zwei einfachere Methoden, die Alkalität von Wasser anzuheben: Geben Sie ein wenig Natron oder einige Tropfen Zitronen- oder Limettensaft in ein Glas warmes Wasser. Zitronen und Limetten sind, obwohl sie sauer schmecken, basenbildend.

WELT DES WASSERS

Reinwasser
Reinwasser ist demineralisiertes (deionisiertes), gefiltertes, von Bakterien freies Wasser. Es ist arm an Mineralstoffen und dient dem Körper eher zur Reinigung als zur Versorgung mit Elektrolyten. Es sollte pH-neutral sein, denn nicht alles Wasser ist neutral.

Tafel- und Mineralwasser
Mineralstoffe können wir leichter verdauen, wenn wir sie nicht mit dem Essen, sondern durch Trinken aufnehmen. Mineralwasser, das in Flaschen angeboten wird, schwankt in seiner Alkalität von mild bis stark. Der pH-Wert wird häufig auf dem Etikett der Flasche angegeben, aber Sie können ihn auch selbst mit einem pH-Streifen überprüfen.

Unter den Markenquellen gibt es erhebliche Unterschiede hinsichtlich des Mineralstoffgehalts. Die alkalisierenden Salze der Kohlensäure können zusammen mit gelöstem Kalzium und Magnesium eine heilsame Wirkung entfalten: Sie können direkt den Knochen zugeführt werden, die möglicherweise zugunsten der Neutralisierung überschüssiger Säure geschwächt worden sind.

Am Morgen haben Sie einen geringeren Bedarf an Mineralstoffen, eigentlich sollten Sie Ihren Organismus jetzt nur durchspülen. Am Nachmittag jedoch versorgt Mineralwasser Ihren Körper ideal mit Mineralstoffen.

Destilliertes Wasser
Obwohl destilliertes Wasser besonders rein und frei von anderen Substanzen ist, wird es auch »totes Wasser« genannt, da es jeden energetischen Wert für die Zellen verloren hat.

Leitungswasser
Der pH-Wert von Leitungswasser liegt tendenziell eher im sauren Bereich. Wenn der Säuregrad auch gering ist und daher kein größeres Problem darstellt, kann man Leitungswasser durchaus alkalisieren. Jedoch enthält Leitungswasser häufig unerwünschte Chemikalien (z. B. Chlor, Fluoride, Pestizide) oder Schwermetalle (z. B. Aluminium, Blei), es ist also ratsam, es zu filtern.

7. REGELMÄSSIG BEWEGEN

Sport fördert die Gewichtsabnahme, stärkt die Muskeln, verbessert die Durchblutung und regt die Produktion von Dopamin – einem stimmungsaufhellenden Hormon – an.

    Je kräftiger Ihr Körper ist, desto besser unterstützt er den Verdauungsapparat – allgemeine Fitness fördert die Darmfunktion. Regelmäßiges Training muss nicht belastend sein, um dem Körper gut zu tun. Gehen ist natürliche Bewegung, lange Strecken zu laufen dagegen weniger. Körperliche Übungen, die Skelett, Muskulatur, Magen und Brust bewegen, tragen dazu bei, Spannkraft und Gelenkigkeit zu erhalten. Sie sollten ein Minimum von 30 Minuten gezieltem Cardio-Training pro Tag anstreben – zu Fuß oder mit dem Fahrrad zur Arbeit, Treppen steigen, ergänzt durch die eine oder andere Dehnungsübung. Benutzen Sie auf längeren Wanderungen Nordic-Walking-Stöcke – sie öffnen die Brust, trainieren den Oberkörper und fördern eine aufrechte Haltung.

Gehen Sie behutsam mit Ihrem Körper um
Machen Sie sich Ihren aktuellen Gesundheitszustand bewusst und bleiben Sie realistisch. Trainieren Sie maßvoll. Hier geht es nicht um einen Wettbewerb – es geht darum, dass Sie sich besser fühlen. Übertriebenes Training kann sich säurebildend auswirken. Gegen gelegentliche kurze Spurts ist nichts einzuwenden, sie sind aber nicht notwendig. Eine stete Routine ruhiger körperlicher Bewegung führt ebenso zu den erwünschten Resultaten. Probieren Sie verschiedene Übungen, die alle Körperteile mit einbeziehen.

Finden Sie Ihre natürlich gesunde Form
Der Sinn des Trainings ist, den Körper so funktionstüchtig zu erhalten, dass er seine Rhythmen mühelos einhalten und so unsere natürliche Statur formen kann. Ein durch Sitzen geprägtes Leben kann die Statur so verändern, dass die inneren Organe Mühe haben, einwandfrei zu arbeiten. Schädlich ist zum Beispiel die über lange Zeit gebeugte Haltung vor dem Lenkrad oder der Tastatur. Planen Sie Übungen ein, die Ihren Rücken durch Dehnung wieder gerade ausrichten. Die verschiedensten Sportarten können hilfreich sein – warum nicht mit einem Tanzkurs in die Detox-Kur starten?

8. DEN ORGANISMUS REINIGEN

Dr. Mayr hat viele Jahre im Kurort Karlsbad gearbeitet, wo er den therapeutischen Wert des stark mineralisierten Karlsbader Heilwassers kennenlernte. Im Original F.X. Mayr Gesundheitszentrum nutzen wir heute Bittersalz als Abführmittel: Ein gestrichener Esslöffel, in 235 ml warmem Wasser gelöst, wird morgens auf nüchternen Magen getrunken. Beachten Sie aber unbedingt: Wir empfehlen nicht, diese Form der Darmreinigung zu Hause und ohne ärztliche Aufsicht durchzuführen.

Der wissenschaftliche Name für Bittersalz (auch Epsom Salz) ist Magnesiumsulfat. Dieses mineralstoffreiche Salz findet auch in der Landwirtschaft als Magnesium-Dünger Verwendung. Bittersalz erhöht den Binnendruck im Darm und stimuliert Leber und Galle, indem die Ausschüttung von Gallensekret angeregt wird, woraufhin die Leber neue Gallenflüssigkeit produziert. Auf diese Weise werden Toxine ausgespült, und eine effektive Darmtätigkeit wird gefördert.

Wir verwenden außerdem ein Basenpulver, das im Wesentlichen aus Natron besteht, dem wir eventuell noch die Mineralstoffe Kalzium und Kalium zusetzen. Das Pulver bewirkt die sofortige Alkalisierung des Magens und regt den Transport von Nahrung durch den Verdauungstrakt an. Wir empfehlen die regelmäßige Einnahme von Basenpulver in Wasser oder warmer Milch.

Gönnen Sie Ihrem Magen eine Pause
Dem Körper Zeit für seine Genesung einzuräumen ist ein wichtiger Teil unseres Detox-Programms. Daher ist die erste Woche der Basenkur darauf ausgelegt, Ihrem Verdauungssystem eine Pause zu gönnen. Das bedeutet: kleinere Mengen sowie ernährungsphysiologisch sinnvolle, einfache und leicht verdauliche Kost. Erholung für den Magen kann aber auch eine Zeit des Fastens sein, in der man nur Tees oder Wasser zu sich nimmt.

Wenn der Magen sich erholt hat, beginnen Sie, Mahlzeiten zu essen, in welchen die Zutaten und Rezepte nach und nach eingeführt werden.

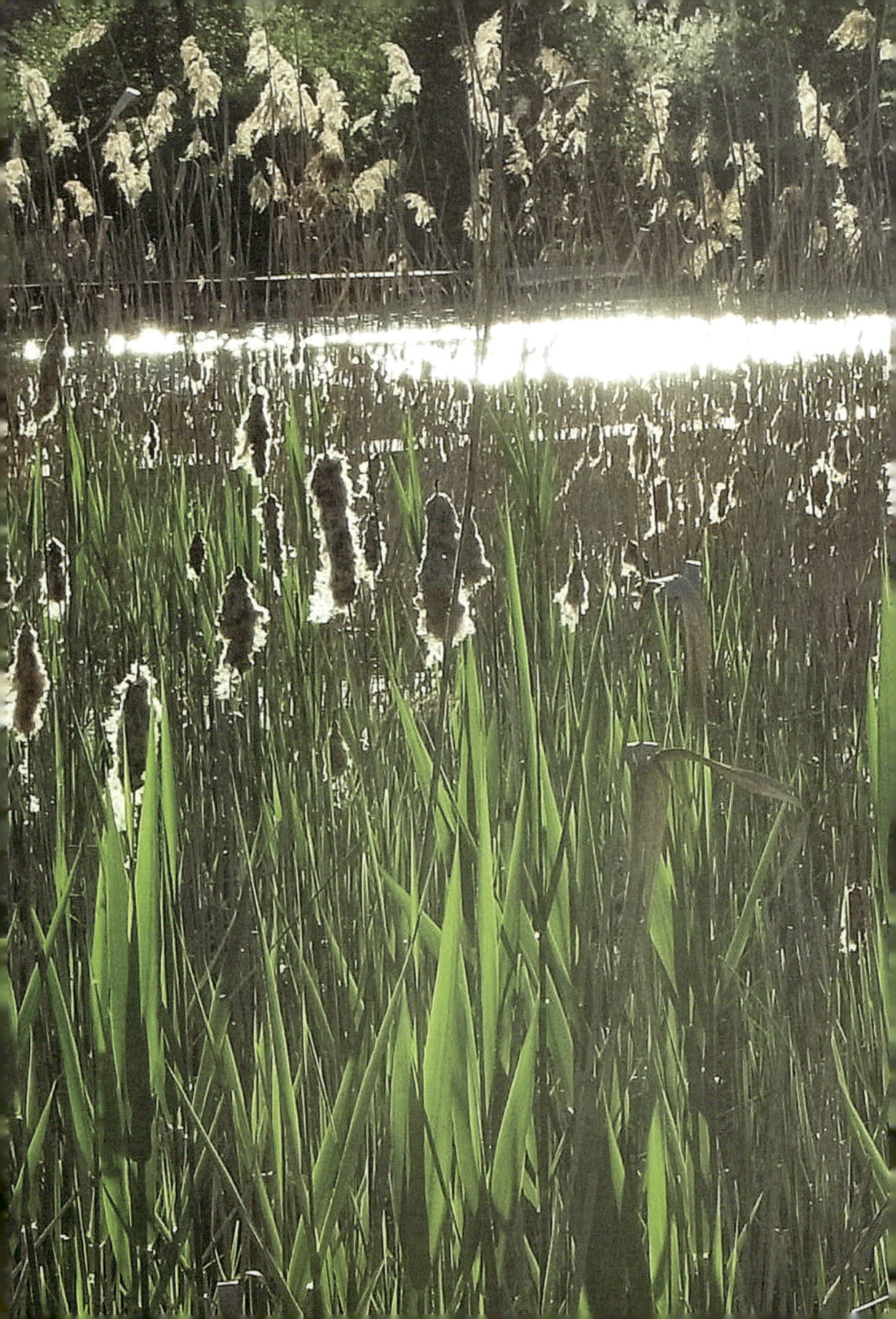

9. DIE UMGEBUNG GESTALTEN

Wir genießen die Umgebung unserer Klinik, die zwischen Wäldern und Bergen am Wörthersee liegt. Der See ist ungewöhnlich: Obwohl als Naherholungsgebiet genutzt, ist sein Wasser doch so sauber, dass man es trinken kann. Wir freuen uns über die heißen Sommer und schneereichen Winter und an der Luft, die das ganze Jahr über frisch ist.

Auch unser Lebensstil soll uns daran erinnern, wie wir unser Inneres gesund und frisch erhalten. Es lohnt sich, einige einfache Utensilien für die Behaglichkeit der Wohnung anzuschaffen: Kerzen, die weiches Licht geben, beruhigende Musik, auf die wir uns freuen können, ein neuer Wasserkrug und ein schönes Glas, die die gesteigerte Flüssigkeitsaufnahme zum Vergnügen machen.

Schaffen Sie sich ein gesundes Wohnklima
Ihre Wohnräume haben entscheidenden Einfluss auf Ihre Gesundheit und Ihr Wohlbefinden. Sie können durch einige einfache Veränderungen erstaunliche Wirkung erzielen:

* Kaufen Sie frische Blumen und Pflanzen für jedes Zimmer. Sie holen die Natur ins Haus, filtern Toxine aus der Luft und produzieren Sauerstoff. Untersuchungen haben gezeigt, dass sich Patienten nach chirurgischen Eingriffen schneller erholen, wenn man Pflanzen in die Krankenzimmer stellte.

* Öffnen Sie die Fenster, um die Luftzirkulation zu verbessern.

* Räumen Sie im Putzschrank auf und verwenden Sie weniger giftige Putzmittel: Viele Reinigungsprodukte enthalten flüchtige Inhaltsstoffe, die wir einatmen können. Manche davon imitieren Östrogen und treten in Wechselwirkung mit unseren Hormonen.

* Legen Sie angenehme Musik auf – ob zur Anregung oder zur Entspannung.

* Schalten Sie Computer und andere elektrische Geräte, die nicht gebraucht werden, in den Schlafzimmern ab – ihr Licht kann einen tiefen, festen Schlaf verhindern. Manche Experten glauben auch, dass Strahlenbelastung durch elektrische Geräte die Gesundheit beeinträchtigen kann.

10. DEN EIGENEN RHYTHMUS FINDEN

Das Leben wird von Rhythmen und Zyklen bestimmt. Tag. Nacht. Sommer. Winter. Unsere Körper schwingen mit diesen natürlichen Zyklen, die wesentlich für unser Wohlbefinden sind. Manchmal müssen wir uns daran erinnern, wozu diese ständigen Wechsel gut sind: Ein rauer Winter reinigt und erfrischt nach dem Sommer den Boden ebenso wie unsere Seelen. Wir arbeiten hart, wir ruhen, wir schlafen, wir sind erfrischt und beginnen von Neuem.

Wir sind keine Maschinen und treiben uns doch an als wären wir welche. Selbstverständlich ist es bewundernswert, viele Stunden zu arbeiten, von sich selbst alles zu verlangen und Leistung zu bringen. Haben Sie aber die Ziele erreicht, die Sie sich gesteckt haben, dann müssen Sie Ihrem Körper Zeit geben, um wieder zu Kräften zu kommen. Auszeiten und Unterbrechungen haben nichts mit Faulheit zu tun. Sie sind notwendig.

Ruhe und Heilung
Wer nebenbei isst und seine Mahlzeiten zwischen andere Termine quetscht übergeht die instinktiven körperlichen Bedürfnisse nach Ruhe und Erholung. Der Körper gerät unter Stress. Wenn es nicht anders geht, dann muss der stärkende Rhythmus durch bewusst über den Tag verteilte Pausen wiederhergestellt werden.

Im Urlaub spüren Sie, wie wohltuend Veränderungen sind: Ihr Alltag tritt in den Hintergrund, und schon kümmern Sie die Probleme weniger, die zuvor noch so wichtig erschienen. Sie bekommen endlich Sonne, und Ihre Stimmung löst sich. Auch Ihr Körper fühlt sich besser: Im warmen Klima kann er leichter Säuren ausscheiden, an die er sich im Winter eher zu klammern scheint. In der kalten Jahreshälfte tut warme Nahrung wie Porridge gut, im Sommer verlangt Ihr Körper nach Salaten und Obst. Hören Sie auf Ihren Instinkt!

Sollten Sie früh am Morgen noch keinen Appetit haben, so ist das kein Problem – essen Sie einfach etwas später. Wenn Ihnen zwei Mahlzeiten am Tag genügen, ist das in Ordnung. Sind Ihnen vier Mahlzeiten am Tag wichtig? Ebenso gut; lassen Sie sie einfach kleiner ausfallen. Übernehmen Sie in Ihren Routinen die Regie – Ihr Körper wird es Ihnen danken.

Ihr Körperthermostat

Ihr Körper reguliert seine Temperatur entsprechend den Tageszeiten. Zum Abend hin kühlt sich Ihr Inneres allmählich ab – in Vorbereitung auf den Schlaf. Daher helfen warme Bäder bei Muskelverspannungen: Eine warme Umgebung veranlasst eine ähnliche Absenkung der Körpertemperatur. Für die Tagesaktivitäten muss der Körper wärmer sein: Die kalte Dusche am Morgen lässt seine Temperatur ansteigen und bereitet Sie so auf den Tag vor.

Rhythmus und Routine

Routinen strukturieren den Tag, geben Orientierung und helfen, die Ziele vor Augen zu behalten. Trinken Sie nach dem Aufwachen ein Glas warmes Wasser. Beginnen Sie den Tag mit dem Trockenbürsten der Haut (siehe Seite 98) und einer Morgendusche. Öffnen Sie die Fenster und dehnen Sie sich ein wenig. Gehen Sie kurz spazieren, atmen Sie die frische Luft ein und setzen Sie sich dann zum Frühstück.

Pausen und Erholung

Angesichts der zunehmenden Geschwindigkeit und Intensität des Lebens ist das Ausruhen ebenso wichtig wie die Arbeit – sogar ein Mittagsschläfchen kann eine gute Sache sein. Sie müssen sich bewusst machen, dass Sie unmöglich alles im gleichen hohen Tempo erledigen können. Versuchen Sie, Ihre Arbeit ungefähr alle 90 Minuten zu unterbrechen. Idealerweise sollten Sie 90-Minuten-Zyklen aus 75 Minuten Konzentration und 15 Minuten erholsamer Pause einhalten. Die Erholungszeit sollte eine bewusste Unterbrechung sein: Öffnen Sie ein Fenster, machen Sie einen kleinen Spaziergang. Und vergessen Sie das Mittagessen nicht: Wenigstens 30 Minuten sollten Sie sich dafür freihalten. Machen Sie am Nachmittag eine Wasserpause. Sollten Sie später müde werden, kann das am Mittagessen liegen, das Sie vermutlich zu schnell gegessen haben.

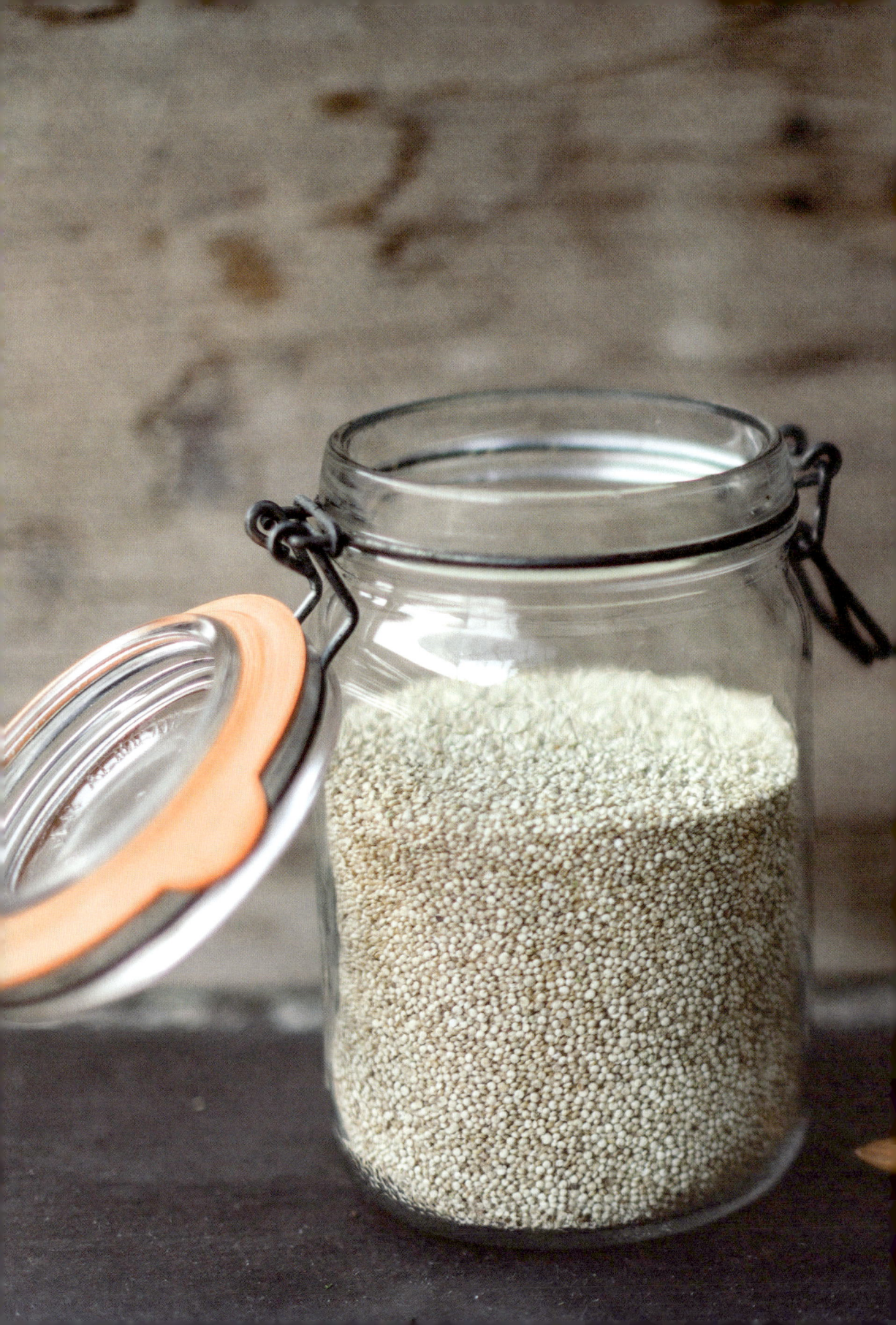

4

Vorbereitungen auf die Basenkur

Ihr Leben mit der Basenkur

Saure Lebensmittelgruppen

Basische Lebensmittelgruppen

20 basische Superfoods

Die Basenküche

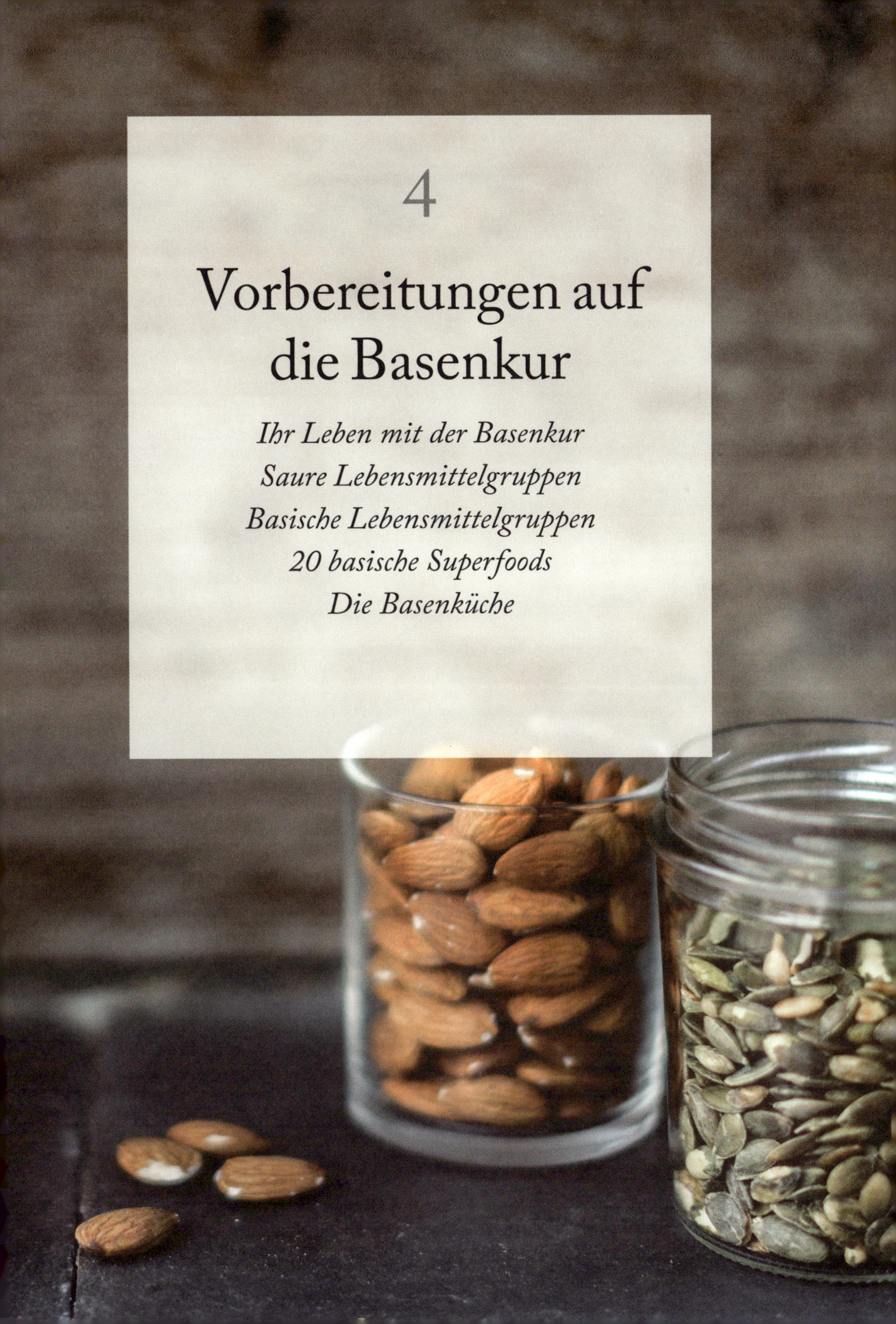

IHR LEBEN MIT DER BASENKUR

Bevor Sie mit unserer Detox-Kur beginnen, müssen Sie über die Lebensmittel Bescheid wissen. Wenn Sie die positiven und negativen Wirkungen auf den Körper verstehen, die saure und alkalische Nahrungsmittel jeweils mit sich bringen, sind Sie bestens gerüstet, um Ihre Einkäufe zu erledigen und Ihren Vorratsschrank zu füllen. Haben Sie Ihre Basenküche erst einmal eingerichtet und sich mit den basischen Lebensmitteln, den Küchengeräten und der Kochweise vertraut gemacht, sind Sie auf direktem Weg in Ihr Leben mit der Basenkur.

SO NUTZT IHR KÖRPER DIE NAHRUNG

Unser Essen enthält Nährstoffe, die den Organismus zur Aufrechterhaltung der Körperfunktionen benötigt. Man unterscheidet sechs große Nährstoffgruppen: Wasser, Kohlenhydrate, Proteine, Fette, Mineralstoffe und Vitamine.

Wasser – Heiliger Gral der Gesundheit

Wir können wochenlang ohne Nährstoffe auskommen, aber nur wenige Tage ohne Wasser. Es bildet die Basis für unser Blut, die Verdauungssäfte, den Urin und den Schweiß. Es reguliert die Körpertemperatur durch Schwitzen, bewahrt die Funktion und Gesundheit der Zellen ebenso wie die Geschmeidigkeit der Gelenke. Es transportiert Nährstoffe und Sauerstoff zu den Zellen und befeuchtet die Haut, um ihr Aussehen zu erhalten.

Kohlenhydrate – schnell und langsam freigesetzte Energie

Aus Kohlenhydraten stellt Ihr Körper Glukose zur Energiegewinnung her. Sie kommen in Obst, Gemüse, Samen, Milch und in allen zuckerhaltigen Lebensmitteln vor und werden in einfache und komplexe Kohlenhydrate unterteilt. Einfache Kohlenhydrate wie etwa Haushaltszucker wandelt der Körper direkt in Energie um.

Stärke zählt zu den komplexen Kohlenhydraten. Stärkereiche Nahrung wie Bohnen und Getreide muss der Körper erst nach und nach zu Einfachzucker zerlegen, um ihre Energie nutzen zu können. Ballaststoffe sind die unverdaulichen Bestandteile vieler komplexer Kohlenhydrate und beschleunigen die Passage der Nahrung durch den Verdauungstrakt. Sie beeinflussen zudem, wie Nährstoffe resorbiert werden.

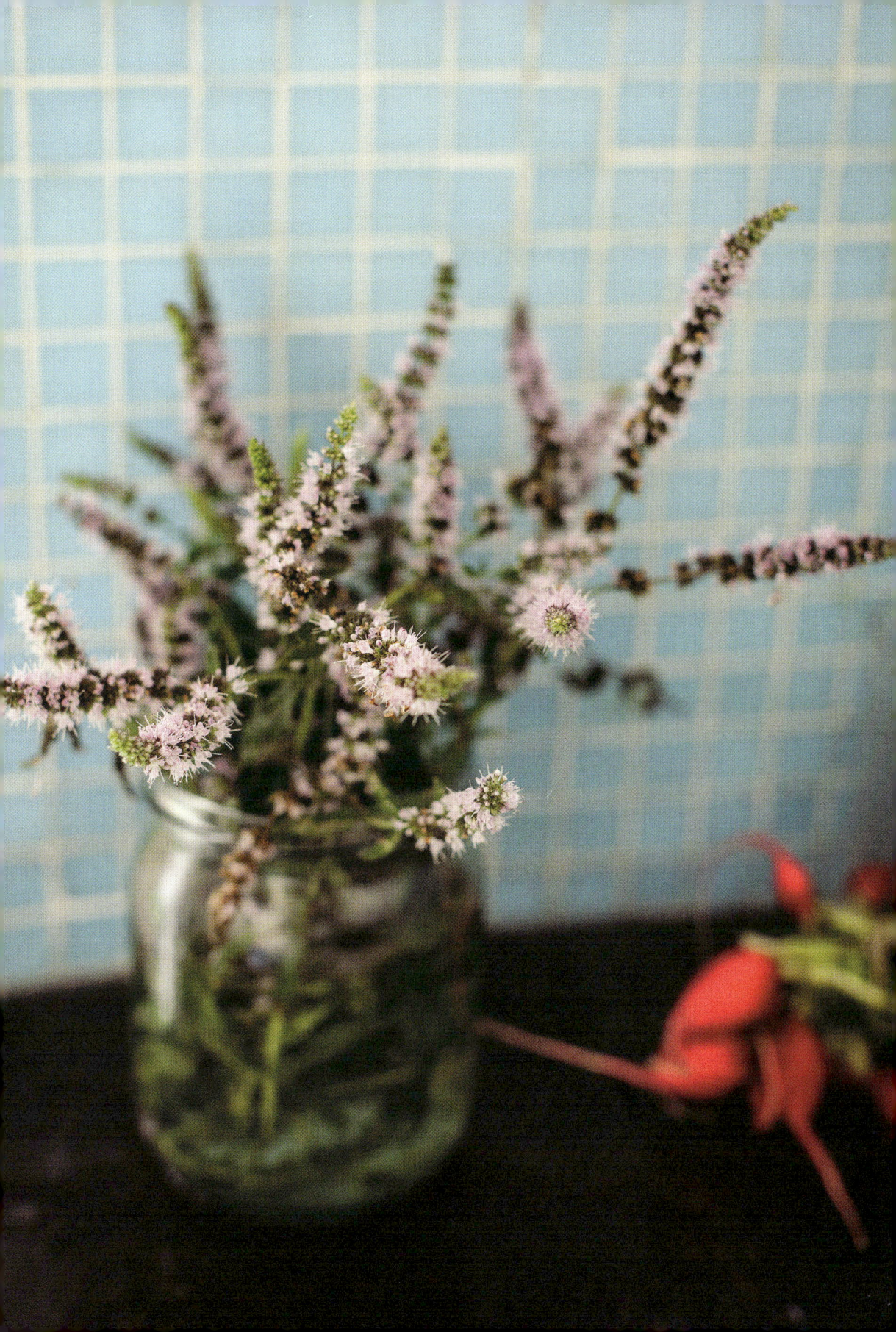

Proteine – Bausteine der DNA

Alle Nahrungsmittel enthalten Proteine, jedoch in unterschiedlicher Menge. Proteine bestehen aus Aminosäuren, den Bausteinen der DNA. Ihr Körper benötigt acht essenzielle Aminosäuren, die er aus der Nahrung beziehen muss. Als vollständiges Protein bezeichnet man ein Nahrungsmittel, das diese acht Aminosäuren im richtigen Mengenverhältnis enthält. Weil es nicht viele solcher Nahrungsmittel gibt, kann man nur durch eine abwechslungsreiche Ernährung alle essenziellen Aminosäuren aufnehmen.

Fette und Öle – die Guten, die Schlechten und die Bösen

Fette sind wichtig für die Energiegewinnung, für gute Hirn- und Nervenfunktionen, gesunde Haut sowie für den Transport der fettlöslichen Vitamine A, D, E und K.

Auch Fette werden in Kategorien eingeteilt: Ungesättigte Fette sind die gesündesten, gefolgt von den weniger gesunden gesättigten Fetten und schließlich den ungesunden Transfetten. Ungesättigte Fette finden sich im Wesentlichen in pflanzlicher Nahrung, also in Nüssen, Samen, pflanzlichen Ölen, fettem Fisch und Avocados. Gesättigte Fette kommen hauptsächlich in tierischen Produkten vor: in Fleisch, Milch, Käse, Butter und Eiern. Transfette kommen auch in der Natur vor, werden aber meistens künstlich durch Hydrierung hergestellt und bei der Fertigung von Fast Food sowie in der Großproduktion von Backwaren verwendet.

Mineralstoffe – starke Knochen und gesundes Blut

Mineralstoffe sind anorganische Nährstoffe mit einer Reihe von Funktionen. Kalzium und Magnesium zum Beispiel sind notwendig für die Remineralisierung von Knochen und Zähnen. Eisen ist Bestandteil des Hämoglobins, das in den roten Blutkörperchen den Sauerstoff bindet. Zu den besten Mineralstoff- und Vitamin-Quellen zählen Gemüse, Obst und Nahrungsmittel tierischer Herkunft.

Vitamine – das ganze Spektrum

Ihr Körper braucht zahlreiche Vitamine, um gesund zu bleiben: Vitamin A für Haut und Haare, Vitamin C im Kampf gegen Infektionen und Vitamin D, das durch Licht in der Haut gebildet wird, beim Aufbau von Zähnen und Knochen.

SAURE LEBENSMITTELGRUPPEN

Die unten aufgeführten Nahrungsmittel sind nach ihrem Säuregrad gruppiert. Statt auf alle säurebildenden Zutaten zu verzichten, raten wir eher dazu, den Konsum einzuschränken und dafür mehr alkalisierende Lebensmittel in den Speiseplan aufzunehmen.

Stark säurebildende Lebensmittel

Tierische Proteine: Schwein, Fisch, Huhn, Lamm, Rind

*

Gereifte Milchprodukte: reifer Käse

*

Raffinierte Öle und Fette: Margarine, Maiskeimöl

*

Industriell verarbeitete Produkte und Konserven

*

Lebensmittel, die raffinierten Zucker und Mehl enthalten: Konfitüre, Limonade, Kuchen, Bonbons, Schokolade, Weißbrot

*

Kaffee, Alkohol

Schwach säurebildende Lebensmittel

Pflanzliche Proteine: Kichererbsen, Bohnen, Linsen

*

Frische Milchprodukte: Frischkäse

*

Nüsse & Co.: Cashewkerne, Erdnüsse, Pistazien

SÄUREBILDENDE LEBENSMITTEL

Tierisches Eiweiß und Fisch
Bei der Verdauung von schwefelhaltigen Aminosäuren, die in tierischem Eiweiß vorkommen, bildet der Körper Schwefelsäure als Nebenprodukt. Fleisch ist also praktisch per Definition ein saures Nahrungsmittel, wobei magere Stücke weniger sauer sind als fettere und frisches Fleisch weniger sauer ist als Fleischprodukte, die Zusatzstoffe enthalten. Aus diesen Gründen empfehlen wir, Fleisch nur an jedem zweiten Tag zu essen.

Auch Fisch ist eine Proteinquelle mit säurebildenden Eigenschaften. Dennoch hat er ernährungsphysiologischen Nutzen, denn er liefert essenzielle Omega-3-Fettsäuren und ergänzt Gemüse wie Lauch, Spinat, Kartoffeln und rote Paprikaschoten. Wir können Fisch daher als »basen-freundlich« bezeichnen.

Milch und Milchprodukte
Frische Milch und frischer (nicht gereifter) Käse können in der Basenkost eine Rolle spielen, denn sie sind nur leicht sauer. Dr. Mayr hat Milch als nährstoffreiches Lebensmittel sehr propagiert, allerdings sprach er dabei von unpasteurisierter Milch, die von Biohöfen in der Nähe seiner Klinik stammte. Bei der Pasteurisierung büßt die Milch an Nährwert ein. Was Käse anbelangt, so ist Ziegenkäse leichter verdaulich und auch für Allergiker besser geeignet als Käse aus Kuhmilch.

Stichwort: Frischkäse

Ungereifte Käsesorten wie Quark, Schichtkäse und körniger Frischkäse bezeichnet man als Frischkäse. Hergestellt wird er aus pasteurisierter Milch, von der die Molke nach der Dicklegung abgetrennt wird. Speisequark ist cremig, Schichtkäse ähnelt dem Quark, ist aber in Schichten aufgebaut und behält seine Form. Körniger Frischkäse – auch als Hüttenkäse bekannt – kennzeichnet seine körnige Struktur.
Wenn Sie keinen Frischkäse bekommen, können Sie alternativ dicken, probiotischen Joghurt verwenden.

Pflanzliches Protein
Viele pflanzliche Eiweiße sind leicht sauer, so etwa die in Kichererbsen, Linsen, einigen Sojaprodukten und bestimmten Bohnensorten. Sie haben aber den Vorteil, dass sie im Gegensatz zu tierischen Nahrungsmitteln keine gesättigten Fette enthalten.

Brot
Die in vielen Broten enthaltene Hefe kann im Körper ein saures Milieu fördern und Sie für Candida-Infektionen anfällig machen. Wenn Sie auf hefehaltige Produkte verzichten, fühlen Sie sich möglicherweise weniger aufgebläht. Reaktionen auf Gluten aus Getreide treten mit dem Älterwerden tendenziell häufiger auf. Bevorzugen Sie Brote, die ohne Hefe hergestellt wurden.

Raffinierte Öle und Fette
Raffinierte Öle und Fette haben gewöhnlich einen höheren Anteil an gesättigten Fett- und Transfettsäuren. Beide heben den LDL-Spiegel (»schlechtes« Cholesterin) und damit das Risiko für Herzerkrankungen. Transfette senken gleichzeitig den HDL-Spiegel (»gutes« Cholesterin), weshalb sie als schädlicher eingestuft werden.

Raffinierter Zucker
Unsere Nahrung enthält von Natur aus genügend Zucker, es muss keiner zugesetzt werden. Wenn Sie gar nicht auf die Süße verzichten können, dann greifen Sie zu natürlichen Alternativen: Stevia zum Beispiel schmeckt süßer als Rohrzucker.

Generell ist Zucker aus Obst besser als purer Zucker oder solcher in industriell verarbeiteten Produkten: Die Ballaststoffe in den Früchten verlangsamen die Resorption des Zuckers.

Koffein und Alkohol
Koffein gehört zum Sauersten, was Sie zu sich nehmen können. Gelegentlich eine Tasse Kaffee aus frisch gemahlenen Bohnen zu trinken ist völlig in Ordnung, aber der tägliche Konsum koffeinhaltiger Getränke laugt die Knochen aus (Seite 37).

Alkohol ist ebenso sauer wie Koffein. Versuchen Sie, darauf zu verzichten. Wenn Sie dennoch gelegentlich ein alkoholisches Getränk möchten, wählen Sie ein Bier aus ökologischer Produktion.

BASISCHE LEBENSMITTELGRUPPEN

Fast alles Gemüse, Kräuter und Gewürze wie Knoblauch und Ingwer, viele Früchte (sofern sie reif sind) und kalt gepresste Öle sind alkalisch. Wenn Sie empfindlich auf ein bestimmtes Gemüse reagieren, lassen Sie es zukünftig einfach weg.

Basenbildende Lebensmittel

Gemüse: Brokkoli, Kohl, Spinat, Grünkohl, Blattsalate, Kartoffeln, Süßkartoffeln, Bohnensprossen, Rote Bete, Gurke

*

Reifes Obst: Banane, Wassermelone, Papaya, Mango

*

Getreide & Co.: Amaranth, Quinoa, Roggen, Buchweizen

*

Frische, aromatische Kräuter: Basilikum, Rosmarin, Thymian

*

Nüsse & Co.: Mandeln

*

Hochqualitative, kalt gepresste native Öle aus Pflanzen, Nüssen und Samen: Leinöl, Olivenöl, Kürbiskernöl, Hanföl

*

Reinwasser, Mineralwasser, Kräutertee, Gemüsetee

BASENBILDENDE LEBENSMITTEL

Gemüse ist seit jeher ein wesentlicher Teil der Basenkost. Es ist nicht nur das Kraftwerk der Ernährung, sondern schmeckt darüber hinaus köstlich. Auch in Top-Restaurants kann Gemüse die Hauptrolle spielen: Alain Passard bekam drei Michelin-Sterne für sein Restaurant L'Arpège in Paris, in dem jeden Tag ein Menü dem Ertrag aus seinem Garten gewidmet ist. Er serviert Gerichte wie Sellerie-Risotto mit einer Kräuter-Emulsion oder Wurzelgemüse mit Couscous, Arganöl und Sellerie-Emulsion – alles sehr alkalisch.

Basenkost ist das Rezept für einen gesünderen Lebensstil wie für eine gesündere Landwirtschaft. Instinktiv bevorzugen unsere Geschmacksknospen frisches und lokal erzeugtes, am besten sogar im eigenen Garten gezogenes Gemüse, denn Gemüse verliert an Nährwert, sobald es geerntet ist.

Bei Gemüse stellt sich nie die Entweder-Oder-Frage. Wer zwei, drei oder mehr Sorten kombiniert, erweitert das Nährstoffspektrum der Mahlzeit und zaubert Farbe auf den Teller!

Grünes Blattgemüse
Grünes Gemüse wie Brokkoli, Rosenkohl, Kohl und Spinat enthalten reichlich Provitamin A (wichtig für gesunde Haut, Haare und Nägel) und Vitamin C, ein wirksames Antioxidans. Grünkohl und anderes Blattgemüse sind gute Lieferanten von Eisen und Kalzium. Sie verleihen Ihren Gerichten frische, aufregende Geschmacksnuancen. Das Garwasser von Blumenkohl ist übrigens eine ausgezeichnete Brühe für Ihren alkalischen Gemüsetee (Seite 138), und auch die Blätter des Blumenkohls sind nährstoffreich und schmackhaft.

Ein gutes Basen-Mittagessen sollte mit einem Blattsalat beginnen. Er ist köstlich mit pflanzlichen Öl-Dressings (etwa aus Kürbiskernöl, nativem Olivenöl und Leinöl), Samen, kleinen Früchten (wie Cranberrys und Granatapfelkernen) und einer großzügigen Handvoll frischer Kräuter. Alle Blattsalate sind basisch. Kopfsalat ist erstaunlich nahrhaft: Zwei Handvoll Romanasalat decken Ihren Tagesbedarf an Provitamin A und Vitamin K. Eisbergsalat ist nicht ganz so nährstoffreich, enthält aber Vitamin B und reichlich Mineralstoffe. Rucola ist ebenfalls reich an Mineralstoffen und Vitaminen.

Stichwort: Antioxidantien

Antioxidantien sind Nährstoffe und Enzyme, die freie Radikale neutralisieren und so deren schädliche Wirkung abzuwenden helfen. Freie Radikale nennt man hochreaktive chemische Stoffe, die unsere Zellen schädigen und als krebserregend gelten. Basenbildende Nahrungsmittel wie Erdbeeren, Pflaumen, Grünkohl und Spinat liefern uns Antioxidantien wie Betacarotin, Lycopin, Vitamin C und E in Hülle und Fülle.

Sprossen

Keimende Bohnen und Samen sind extrem nahrhaft. Häufig findet man Alfalfa-Sprossen, aber auch viele andere Hülsenfrüchte kann man keimen lassen. Das Keimen erhöht den Nährwert enorm, auch sind Sprossen häufig leichter verdaulich als anderes Gemüse. Keime selbst zu ziehen ist einfach und bereichert Ihren Speiseplan!

Wurzeln und Knollen

Wurzeln und Knollen bilden das Grundgerüst der Basenküche: Nicht nur Kartoffeln, auch Rote Bete, Karotten, Sellerie, Pastinaken, Rettich, Rüben können die Grundlage einer Basen-Mahlzeit sein. Gedämpft, als Püree oder gebacken fügen sie sich perfekt in jede kulinarische Innovation ein. Manche, wie etwa Karotten und Sellerie, sind geraspelt als Rohkostsalat beliebt – Karotten vielleicht mit ein paar Rosinen, Sellerie mit einer Leinsamen-Mayonnaise.

Sonstiges Gemüse

Alle Kürbisse sind basisch, dazu zählen neben dem großen Gartenkürbis auch Zucchini und Gurken. Blatt- und Stielgemüse wie Artischocke, Spargel, Staudensellerie und Fenchel sind ebenfalls basisch und randvoll mit Vitaminen, Mineral- und Ballaststoffen. Eine Mahlzeit aus einer einzigen der oben genannten Gemüsesorten wäre allein schon ein Fest, doch fast alle lassen sich auch pürieren und geben Ihren Gerichten so einen neuen

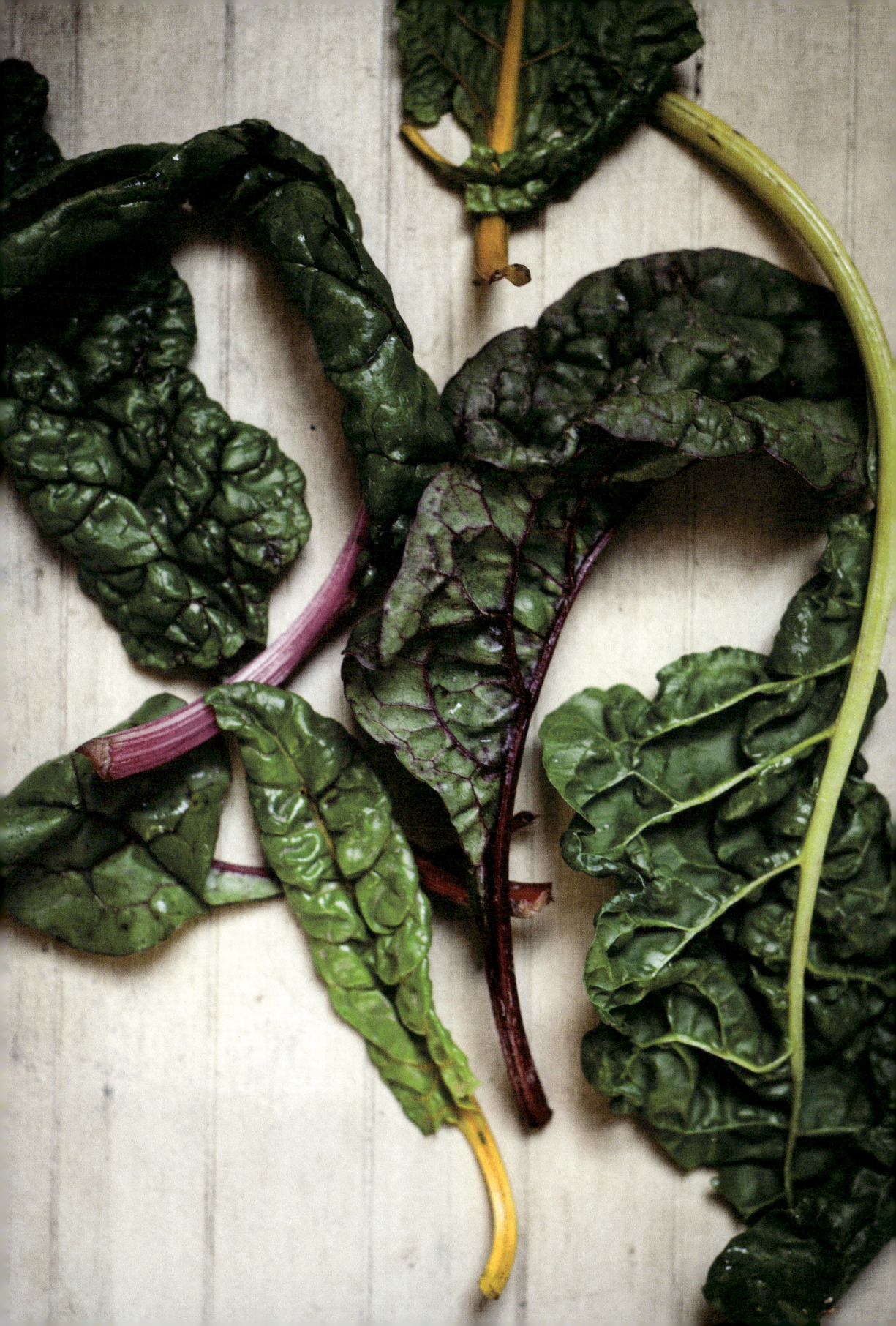

Charakter! Wir halten Zwiebeln und Lauch für selbstverständlich, doch bilden beide die Basis vieler Spezialitäten rund um die Welt und reichern auch Ihre Gerichte mit ein paar alkalisierenden Vitaminen an.

OBST

Obst verzehren wir oft, bevor es genussreif ist. Aber Früchte, die nicht die Zeit hatten, auf natürliche Weise zu reifen, sondern womöglich durch chemische Behandlung in Lagern zur Reifung gebracht wurden, haben schlichtweg nicht den gleichen Nährwert.

Eine Erdbeere, die um den halben Globus geflogen wird, kann nicht den gleichen Wert haben wie eine in der Erdbeersaison frisch im Garten gepflückte. Auch Tomaten sind Früchte und erreichen erst vollreif ihren maximalen Nährwert. Bei Bananen zeigen die braunen Punkte auf der Schale die Reifung an, in deren Verlauf Stärke in Zucker umgewandelt wird.

Melonen sind wunderbare basische Früchte und leicht verdaulich: Da sie hauptsächlich aus Wasser bestehen, kann der Körper ihre Nährstoffe leicht und schnell resorbieren. Wassermelonen sind eine der am stärksten basischen Obstsorten.

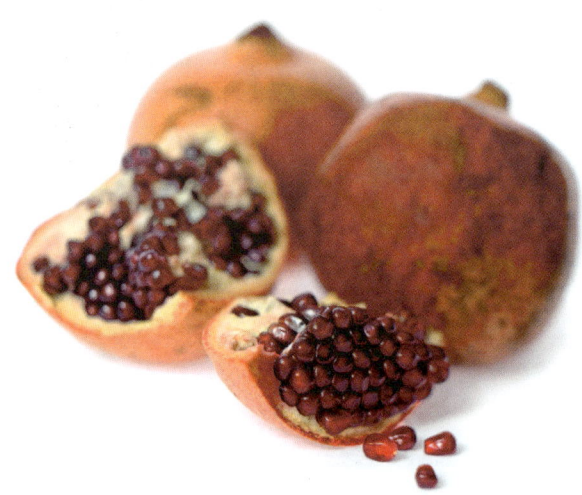

Trockenobst

Eine wirkungsvolle Methode, Basen zu konservieren, ist das Trocknen gerade von reifem Obst – vorausgesetzt, es wurde nicht mit Lösungen aus Ascorbinsäure, Zitronensäure, Natriumdisulfit oder Zucker behandelt, die sich negativ auf die basischen Eigenschaften der Früchte auswirken können. Achten Sie daher auf die Etiketten. Gut und natürlich getrocknet sind Früchte wie Rosinen, Aprikosen, Mangos, Pflaumen und Bananen eine willkommene Zugabe zum Frühstück, zu Snacks und Salaten. Durch die niedrigen Temperaturen beim Trocknen bleiben Nährstoffe erhalten, die beim Kochen unter Umständen zerstört würden.

Die Ballaststoffe im Trockenobst können Verstopfungen lösen. Außerdem ist Obst eine hervorragende Quelle für Kalium, Vitamine und Mineralstoffe: Aprikosen und Pfirsiche beispielsweise versorgen die Haut mit Provitamin A, für die Knochen liefern Feigen das nötige Kalzium und Pflaumen das Vitamin K.

Wenn Sie Obst trocknen möchten, verwenden Sie Zitrone als Konservierungsmittel – so verhindern Sie Verfärbungen und feuern gleichzeitig den alkalisierenden Effekt an. Das Trocknen kann einige Zeit in Anspruch nehmen: Dünne Apfelscheiben benötigen im Ofen rund 6 Stunden bei 60 °C, Pfirsichhälften bis zu 36 Stunden.

GETREIDE & CO.

Getreide ist unglaublich vielseitig und nahrhaft. Es wird seit Menschengedenken in den verschiedensten Formen kultiviert und genutzt. Heute wird leider der Weizen weithin so intensiv kultiviert, modifiziert und weiterverarbeitet, dass er den Großteil seines Nährwerts verloren hat, wenn er den Supermarkt in Form von Brötchen und Toastbrot erreicht. Wirtschaftlich betrachtet, übertrifft Weizen in Bezug auf schnelles Wachstum, hohe Erträge und Widerstandsfähigkeit alles andere. Untersuchen wir aber die Vorzüge anderer Saaten in Bezug auf unsere Gesundheit, dann erkennen wir, wie viel positiver sich ihr Nährwert für uns auswirkt.

Stichwort: Gluten

Die Sensibilität hinsichtlich einer möglichen Gluten-Intoleranz hat in den vergangenen Jahren zugenommen. In unserer Klinik werden alle Patienten getestet. Manchmal reicht eine glutenreduzierte Diät aus, um Reaktionen zu vermeiden, aber wenn Sie eine Gluten-Allergie haben, dann müssen Sie sich an glutenfreie Getreide wie Hirse oder an sogenannte Pseudogetreide wie Amaranth, Quinoa oder Buchweizen halten.

Eine Welt der Körner

Die traditionelle Nahrung anderer Völker führt uns die große Vielfalt nahrhafter Saaten vor Augen. Roggen enthält mehr Aminosäuren, Ballaststoffe und Vitamin E als Weizen und gleichzeitig weniger Gluten. Auch Amaranth und Quinoa sind reich an Ballaststoffen. Sie enthalten die essenzielle Aminosäure Lysin, die den Aufbau von Muskeln und Gewebe unterstützt und, wenn sie zusammen mit Proteinquellen gereicht wird, deren Wertigkeit erhöht. Buchweizen liefert ebenfalls Lysin. Buchweizennudeln – in Japan als *soba* bekannt – sind eine gesunde Alternative zu weißer Pasta.

Amaranth, Quinoa und Buchweizen kann man auf die gleiche Weise verwenden und essen wie echtes Getreide. Weizen, Hafer und Reis stammen von Gräsern, Pseudogetreide von anderen Pflanzen. Letztere haben oft ein komplexeres Nährstoffprofil und enthalten kein Gluten.

Verschiedene Saaten zu mischen ist gängige Praxis in der gesunden Ernährung, denn jede Sorte bringt ihre Vorzüge und ihren eigenen Cocktail an Aminosäuren mit. Wer Porridge und Müsli mit verschiedenen Körnern zubereitet, erhöht auf einfache Art und Weise den ernährungspyhsiologischen Wert seines Frühstücks.

DIE KRAFT DER KRÄUTER UND GEWÜRZE

Kräuter und Gewürze sind generell basisch, so wie Fleisch generell sauer ist. Mit Mineralstoffen und Vitaminen bringen sie weitere Vorteile mit. Kräuter sollten Sie immer in greifbarer Nähe haben, damit sie bald eine größere Rolle in Ihrer Ernährung spielen.

Kräuter
Petersilie ist ein unkompliziertes, vielseitiges Küchenkraut. Verwenden Sie es großzügig. Es ist reich an Antioxidantien, Kalium, Kalzium, Mangan, Eisen und Magnesium. Es gibt mehr als 30 Varianten, die alle einen ausgeprägten Eigengeschmack haben: Am einen Ende der Skala steht die krause Petersilie, am anderen die aromatische glatte Variante. Jedes Zweiglein hat doppelten Nutzen: Die Stiele garen in Brühen oder Suppen. Binden Sie sie mit einem Faden zusammen, um sie später leichter entfernen zu können. Die Blätter fügen zum Schluss Farbe und Frische hinzu.

Andere Kräuter wie Basilikum, Rosmarin, Thymian, Salbei, Majoran und Kerbel bereichern ebenfalls Ihre Mahlzeiten. In ihren Blättchen steckt alles in hoher Konzentration, von Antioxidantien, Kalium, Eisen und Kalzium bis zu Mangan, Magnesium und Selen. Zusätzlich versorgen sie den Körper mit Vitaminen des B-Komplexes, Betacarotin, Folsäure und den Vitaminen K, E und C. Diese Küchenkräuter wirken Krebs entgegen, kurbeln die Hirnfunktionen an, fördern die Verdauung und unterstützen den Blutkreislauf. Zudem haben sie viren- und entzündungshemmende Eigenschaften.

Würze aus Wurzeln und Knollen
Knoblauch und Ingwer gehören zu den besonders kraftvollen Wurzelarten. Aus Ingwer lässt sich ein wirkungsvoller Tee bereiten, und Knoblauchtee wird häufig bei Candida-Infektionen empfohlen: Zerdrücken Sie vier geschälte Zehen, übergießen Sie sie mit einem Liter heißem Wasser, geben Sie etwas Ingwer und einige Tropfen Zitronensaft darüber und lassen Sie den Aufguss 20 Minuten ziehen. Auch Meerrettich wird seit Jahrhunderten zur Linderung verschiedener Leiden von Harnwegsinfektionen bis Gicht verwendet. Man kann ihn gerieben gut mit Zitrone und etwas Quark mischen. Schon wenige Streifen der frischen Wurzel können einem Gericht eine dramatische geschmackliche Wendung verleihen. Besonders gut passt Meerrettich zu Roter Bete.

Stichwort: Candida

Candida ist der Name einer Hefe und der häufigste Grund für Pilzinfektionen bei Menschen. In saurem Milieu gedeiht sie besonders. Gerät die Candida-Besiedelung außer Kontrolle, kann der Pilz eine ganze Reihe von gesundheitlichen Problemen auslösen, darunter die Pilzinfektion Soor, Blähungen und allergische Reaktionen. Am besten bekämpft man Candida durch Heilung des Darms: Zucker, fermentierte Lebensmittel und Alkohol werden vom Speiseplan gestrichen, Kohlenhydrate reduziert und solche Nahrungsmittel bevorzugt, die Candida entgegenwirken, wie etwa Knoblauch, Ingwer und Petersilie.

Samen und Gewürzpulver

Sie sind klein, bringen aber unverhältnismäßig hohen Nährwert in die Küche: Samen müssen immer frisch gemahlen werden, ob in der Mühle oder mit dem Stößel im Mörser, denn gemahlen zeigen sie sich schon nach wenigen Stunden nicht mehr von ihrer besten Seite. Leinsamen, Sonnenblumen-, Pinien- und Kürbiskerne, Sesam und Weizenkeime lassen sich alle als perfekte basische Ergänzung über Salate und Porridge streuen. Wie Alfalfa können auch andere Samen zum Keimen gebracht werden.

Mit Gewürzpulver, zum Beispiel aus Koriander- und Fenchelsamen, können Sie selbst auch einmal neue Mischungen probieren, die Sie beim Anrichten über Ihre Mahlzeit streuen. Oder stellen Sie Ihre Gewürze in Pfeffermühlen mit auf den Tisch, dann kann jeder nach Belieben zugreifen. Durch Würzen beleben Sie jedes Gericht – auf genussvolle und ernährungsbewusste Art!

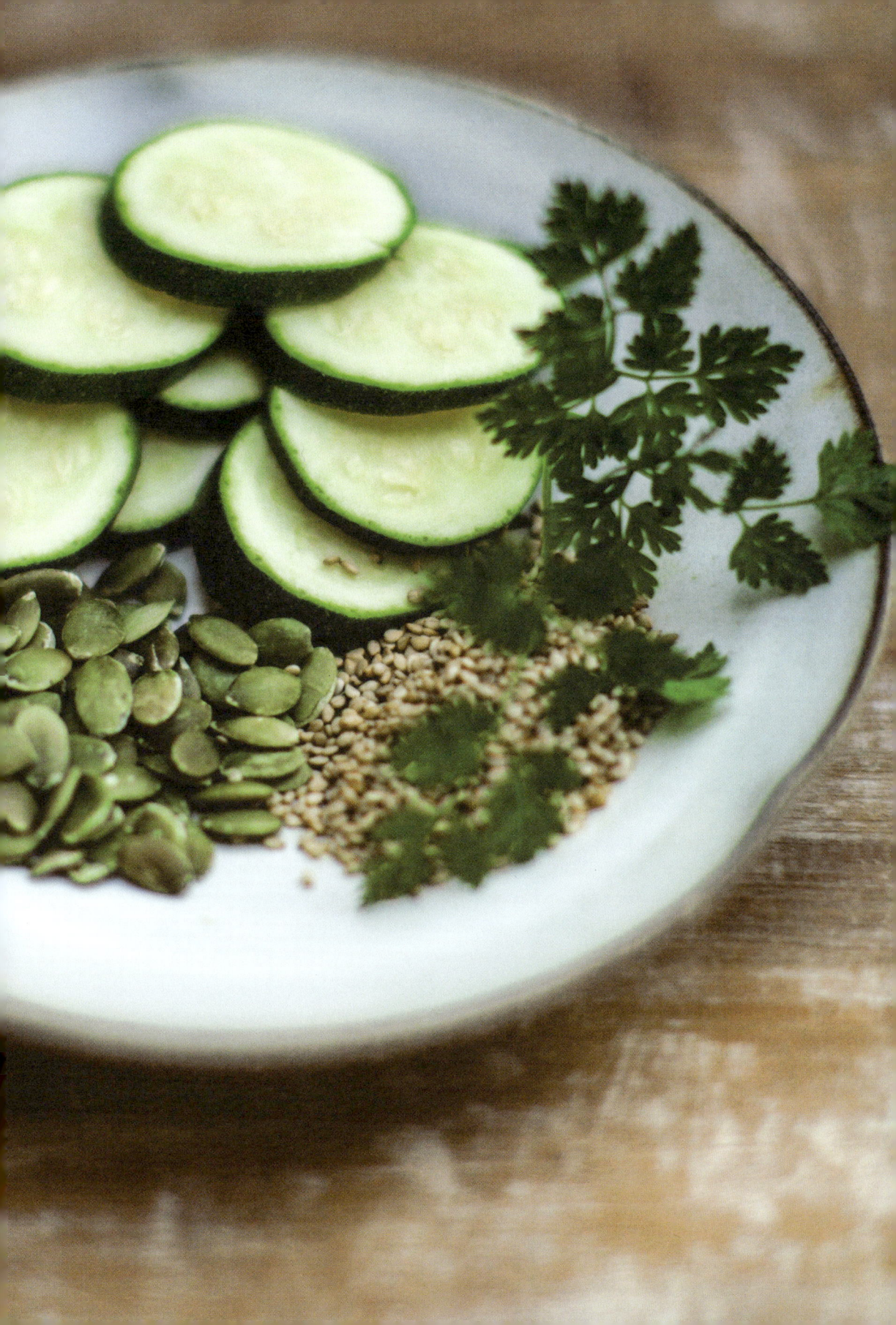

20 BASISCHE SUPERFOODS

Alle basischen Nahrungsmittel tragen mit ihren gesundheitsfördernden Eigenschaften zu unserer Gesundheit und unserem allgemeinen Wohlbefinden bei. Die folgenden »Top 20« wurden aufgrund ihres besonders hohen Gehalts an basischen Inhaltsstoffen ausgewählt.

Avocado
Die cremige, stark basische Frucht liefert fast 20 essenzielle Nährstoffe, darunter Kalium, Vitamin E und B sowie Ballaststoffe.

Kürbis
Alle Früchte aus der Familie der Kürbisgewächse enthalten reichlich Omega-3- und Omega-6-Fettsäuren sowie Provitamin A und K und einige Vitamine des B-Komplexes. Die gerösteten Kerne sind ein echter Protein-Snack und Kürbiskernöl ist ideal für Salate.

Kartoffeln
Sie sind reich an gesunden Kohlenhydraten und eine hervorragende Basenquelle: Kartoffeln binden Säuren im Magen – davon profitiert der ganze Körper! Ihr Nährstoffprofil setzt sich zusammen aus Vitamin C, Eisen, Magnesium und Kalium.

Amaranth
Diese winzigen Samen erinnern fast an Mohn, sind aber blass oder rötlich braun gefärbt. Sie sind ballaststoffreich und haben einen bemerkenswerten Gehalt an der Aminosäure Lysin, wie man ihn in anderem Korn nicht findet. Schon 175 g versorgen uns mit dem Tagesbedarf an Proteinen. Amaranth kann geröstet oder gepufft, über Salate gestreut, zu Porridge gekocht oder als Bindemittel in Suppen verwendet werden.

Staudensellerie
In Amerika serviert man die rinnenförmigen Stangen gerne mit Erdnussbutter gefüllt zu Kindergeburtstagen, sonst ist diese wertvolle Basenquelle als Suppengemüse oder gehackt in Salaten bekannt. Staudensellerie enthält Kalzium und Niacin, damit unterstützt er die Verdauung und senkt den Blutdruck.

Knollensellerie
Knollensellerie enthält eine beeindruckende Zahl von Vitaminen und Mineralstoffen: B-Vitamine, Vitamin C und K, Phosphor, Eisen, Kalzium, Magnesium und Antioxidantien. Mit seinem leichten Anis-Geschmack passt der geriebene rohe Sellerie gut in Salate, lässt sich aber auch dämpfen und pürieren und zu Gratins verarbeiten.

Grünkohl
Von allen gesunden und blättrigen Vertretern der Gattung *Brassica* ist Grünkohl für unsere Gesundheit wohl der nutzbringendste: Er strotzt vor Vitaminen und Mineralstoffen, allen voran Provitamin A, Kalzium, Eisen, Magnesium und Phosphor. Mit ihm lassen sich köstliche Eintöpfe, Salate oder Smoothies kreieren!

Mandeln
Eigentlich gehören sie nicht zu den Nüssen, denn was wir essen ist der Samen einer Steinfrucht: Mandeln sind reich an Proteinen und Kalzium und eine gute Quelle für Zink und Vitamin E. Sie wirken beruhigend und liefern wichtige Nährstoffe für die Haut. Gemahlene Mandeln sind beim Backen eine hervorragende Alternative zu Weizenmehl.

Karotten
Sie sind bekannt für ihr Betacarotin, das zu Vitamin A umgewandelt wird und das Sehvermögen stärkt. Karotten sind aber auch randvoll mit Kalzium, Magnesium und Kalium. Außerdem unterstützen sie die Entgiftung der Leber und sind daher perfekt für Detox-Programme.

Quinoa
Aus den Anden kommt dieses vielseitige Pseudogetreide: Die glutenfreien Quinoa-Samen sind ungewöhnlich reich an Kalzium und außerdem eine ergiebige Quelle von Ballaststoffen, Magnesium und Eisen. Sie können, ob heiß oder kalt, als Grundlage einer Mahlzeit dienen – etwa so wie Reis. Hinsichtlich des Proteingehalts ist Quinoa seinem bekannteren Mitstreiter aber weit überlegen.

Rote Bete
Starke Farbe, hoher Nährwert: Rote Beten sind großartige Lieferanten von Folsäure und enthalten neben anderen Nährstoffen auch Kalzium, Vitamin C und Kalium. Sie wirken gegen Nierensteine und niedrigen Blutdruck und senken das Risiko von Herzkreislauferkrankungen.

Öle
Immer mehr Studien belegen, dass Leinöl als exzellente Quelle von Omega-3-Fettsäuren größten Nutzen für unsere Gesundheit hat. Kalt gepresstes Olivenöl, Hanf-, Kürbiskern- und andere Nuss- oder Saatöle haben ähnliche Vorzüge und bereichern unser Essen durch prächtige Farben ebenso wie durch ihren Nährwert.

Brokkoli
Dieses dunkelgrüne Blütengemüse aus der Kohl-Gattung enthält reichlich Vitamin C, Kalzium und Ballaststoffe. So dient es als Antioxidans, regt die Lebertätigkeit an und hat eine antivirale, antibiotische Wirkung.

Ingwer
Traditionell gegen Übelkeit eingenommen, findet die Ingwerwurzel weitere Verwendung in Küche und Medizin, ob als Tee oder zur Aromatisierung von Keksen oder Brot. Ingwer liefert Kalzium, Magnesium, Kalium und Phosphor und regt somit Kreislauf und Leber an. Zusätzlich wirkt er krampflösend.

Wassermelone, Mango und Papaya

Wassermelone ist eine erfrischende und hydratisierende Frucht. Leicht verdaulich aufgrund ihres hohen Wassergehalts, ist sie doch reich an Vitamin C und Provitamin A, was ihr entzündungshemmende und antioxidative Eigenschaften verleiht. Mango ist eine luxuriöse Frucht, die pur ebenso köstlich schmeckt wie in Desserts und Salaten. Sie ist äußerst reich an Vitamin C und Ballaststoffen. Jede einzelne exotische Papaya liefert uns das Dreifache des Tagesbedarfs eines Erwachsenen an Vitamin C – das unterstützt das Immunsystem und lässt unsere Haut strahlen.

Gemüsefenchel

Mit seinen filigranen Blättern und der nahrhaften Knolle versorgt uns dieses wichtige Basen-Gemüse mit reichlich Vitamin C, Ballaststoffen, Kalium und Mangan. Es hat entzündungshemmende und antioxidative Wirkung und bringt das Immunsystem in Schwung.

Feigen

Sie sind reich an B-Vitaminen, Vitamin K, Kalium, Eisen, Magnesium und Omega-Fettsäuren: Feigen – ob frisch oder getrocknet – helfen auf süße Art die Hirnfunktion zu verbessern, Krebs vorzubeugen, Knochen aufzubauen und das Herz zu stärken. Ballaststoffe bringen sie außerdem mit.

Kokosnuss

In der ganzen Welt wird die Kokosnuss für verschiedene Zwecke genutzt: Das Kokoswasser kann als Antioxidans und zur Gewichtskontrolle getrunken werden, natives Kokosöl ist eine gesunde Alternative zu anderen Speiseölen. Kokosfleisch hat einen hohen Gehalt an Phosphor, Magnesium und Kalium. Als Zutat in süßen wie herzhaften Gerichten steuert es Aroma und Süße bei.

DIE BASENKÜCHE

Versuchen Sie, Ihre Küche möglichst »basen-freundlich« einzurichten, sodass Sie die wichtigsten Utensilien immer zur Hand haben und die Zubereitung mühelos ist – dann erkochen Sie sich ohne Weiteres den Weg in ein gesünderes Leben. Natürlich lassen sich fast alle Rezepte in diesem Buch mit einem einfachen Messer, einer Pfanne und einem Herd zubereiten. Das eine oder andere Zubehör wird Ihnen aber doch das Leben erleichtern und das Gericht noch schmackhafter machen.

Wer Spaß am Kochen hat, der hat auch Freude am Essen – für beides gelten die gleichen Regeln: Ihre Küche sollte ein ruhiger, ja, therapeutischer Ort sein. Wenn Sie sich dort wohl fühlen, werden sich Ihre positiven Gefühle auch auf die Mahlzeiten auswirken, die Sie dort zubereiten.

Basen-Einkauf mit kleinem Geldbeutel
Sie werden überrascht sein, wie viel Geld Sie sparen, wenn Sie sich zur Basenkost entschließen. Ein großer Teil der von uns empfohlenen Nahrungsmittel ist durchaus bezahlbar – das gilt sogar, wenn man erstklassiges Biogemüse einkauft. Für Kräuter haben Sie jetzt mehr Geld zur Verfügung, kaufen Sie also mehr davon. Kalt gepresste Öle sind zwar im Verhältnis teurer als Pflanzenöle aus Massenproduktion, für die Basenkost aber unverzichtbar. Da sie nur kleine Mengen benötigen, werden Sie nach und nach über eine Sammlung verschiedener Öle verfügen. Wenn Sie Fisch oder Fleisch kaufen, wählen Sie die besten Stücke, die Sie für das Geld, das Sie beim restlichen Einkauf eingespart haben, bekommen können.

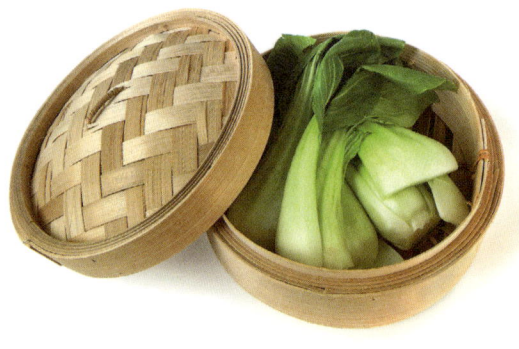

CHECKLISTE DER KÜCHENUTENSILIEN

Dampfgarer: Dämpfen Sie Gemüse statt zu kochen. Chinesische Bambus-Dampfkörbe eignen sich, übereinander gestapelt, gut dafür, verschiedene Gemüsesorten gleichzeitig zu garen.

Suppentopf: Sie sollten einen großen Suppentopf haben, um Suppen und Eintöpfe zu kochen.

Antihaftbeschichtete Pfannen: Mit antihaftbeschichteten Pfannen können Sie beim Braten auf die Zugabe von Fett verzichten.

Reibe: Reiben benötigen Sie, um Zitruszesten herzustellen (achten Sie darauf, dass Sie unbehandelte Zitrusfrüchte verwenden, und waschen Sie diese gründlich) und Gemüse zu reiben.

Hobel: Mit einem Gemüsehobel lässt sich Gemüse schnell in hauchfeine Blätter oder gleichmäßige Scheiben schneiden.

Kaffee- oder Gewürzmühle: Mit einer Mühle mahlen Sie Gewürze stets frisch. Alternativ können Sie Mörser und Stößel verwenden.

Pürierstab: Ein schlichter Stabmixer, mit einer Hand zu halten, ist ideal zum Pürieren von Suppen und Saucen oder zum Aufschlagen von Dips und Dressings.

Entsafter: Frische Gemüse- und Obstsäfte sind im Entsafter schnell und einfach hergestellt.

Messer: Ein gutes Messer oder ein Satz von scharfen Messern gehören zur Grundausstattung: Ein kleines Messer, das gut in der Hand liegt, ist unverzichtbar, dazu ein großes Messer zum Hacken von Wurzelgemüse.

Sieb: Zum Abgießen von Gemüsebrühe oder -tee. Für eine ganz klare Brühe können Sie auch ein Mulltuch verwenden.

DER EINKAUF

Die meisten der in diesem Buch empfohlenen Zutaten sind leicht zu finden. Wählen Sie ausschließlich hochwertige Produkte, denn sie machen für Ihre Ernährung den entscheidenden Unterschied.

Gemüse und Kräuter

Auf Märkten finden Sie gewöhnlich das beste Angebot, besonders wenn loses Gemüse angeboten wird. Frisches und saisonales Gemüse ist am besten. Geben Sie Bioprodukten den Vorzug, denn Pestizide sind sauer. Die sogenannten »Bio-Kisten« sind nicht nur sehr komfortabel, sie führen Ihnen auch vor Augen, wie viel Gemüse Sie in einer Woche verzehren sollten. Kräuter können Sie entweder in Töpfen oder geschnitten im Bund kaufen.

Obst

Kaufen Sie nur reifes Obst. Wenn Bananen braune Sprenkel haben und Früchte wie Pflaumen und Pfirsiche sich etwas weich anfühlen, sind dies Zeichen für ihre Reife. Die Reife von Melonen können Sie gewöhnlich anhand des Dufts am Boden der Frucht feststellen (auf Wassermelonen trifft dies nicht zu).

Fleisch und Fisch

Kaufen Sie nur die besten mageren Stücke: Rinderfilet, Schweinelende, Lammkotelett und -keule. Fleisch von freilaufenden Hühnern ist hinsichtlich Konsistenz und Geschmack, aber auch als die ethisch bessere Wahl dem von Geflügel aus Legebatterien überlegen.

Fangfrischer Fisch, sofort zubereitet, ist immer am besten. Aber auch tiefgekühlter Fisch kann durchaus von guter Qualität sein, denn er wird meist unmittelbar nach dem Fang noch auf See eingefroren.

Milchprodukte und Käse

Ob aus Kuh-, Ziegen- oder Schafsmilch – für die Basenkost ist Frischkäse vorzuziehen, möglichst solcher aus unpasteurisierter Milch.

Korn und Brot

Allergien und Gluten-Intoleranz werden häufig mit industriell hergestelltem Brot in Zusammenhang gebracht. Entscheiden Sie sich für Knäckebrot oder backen Sie Ihr eigenes Brot ohne Hefe. Hafer, Quinoa und Amaranth bereichern Müsli, Porridge und Co.

BASICS FÜR DEN BASENVORRAT

Hier ist eine Liste der haltbaren Lebensmittel, die Sie während der gesamten 14-tägigen Detox-Kur benötigen werden. Füllen Sie Ihren Vorrat mit diesen basischen Nahrungsmitteln auf, bevor Sie beginnen.

Grundvorrat der Basen-Basics

Getreide & Co.: Hafer- und Buchweizenflocken, Hirse und Hirseflocken, Quinoa, Couscous, Bulgur und Buchweizen

*

Trockenobst: Feigen, Aprikosen und Pflaumen

*

Samen: Sonnenblumenkerne, Sesam, Kürbiskerne und Leinsamen

*

Gewürze: Fenchel, Koriander, Kreuzkümmel, Paprikapulver, Muskatnuss, Stein- oder Meersalz, Wacholderbeeren, Pfeffer, Curry und Zimt

*

Öle: Olivenöl, Leinöl, Kürbiskernöl, Kokosöl, Mandelöl und Walnussöl

*

Nüsse & Co.: Mandeln, Pinienkerne, Cashewkerne und Walnüsse

*

Sonstiges: Biogemüsebrühe, Natron, Honig oder Ahornsirup und Knäckebrot

ÖLE UND FETTE

Für die Basenküche ist eine gute Auswahl an Ölen, mit denen sich neue Geschmacksnuancen und Nährstoffe in die Gerichte bringen lassen, unverzichtbar. Die essenziellen Fettsäuren Omega-3, -6 und -9 sind die wertvollsten. Omega-6-Fettsäuren finden sich in vielen Nahrungsmitteln, unter anderem in Fleisch – gewöhnlich müssen wir uns keine Sorgen über die ausreichende Versorgung mit dieser Fettsäure machen. Natives, kalt gepresstes Olivenöl ist neben anderen Ölen aus Nüssen und Saaten eine Quelle für Omega-9-Fettsäuren. Für Ihre Ernährung ideal ist das Verhältnis von je einem Teil Omega-3- und Omega-9- zu zwei Teilen Omega-6-Fettsäuren. Omega-3-Fettsäuren finden sich in Leinöl und fettem Fisch.

Diese Öle unterstützen die Enzyme bei der Umwandlung von Nahrung in Energie. Jedes dieser Öle hat verschiedene Vorzüge, deshalb ist eine Auswahl in der Küche ebenso inspirierend wie nützlich.

Öl aus erster Pressung, natives Öl, hat die besten Eigenschaften, selbst wenn es ungefiltert ist. Gutes Sonnenblumen- oder Rapsöl hat sich in der Küche als durchaus nützlich erwiesen. Doch meistens haben diese sehr günstigen Öle durch Erhitzen oder chemische Behandlung ihren ursprünglichen Nährwert verloren und sind sauer.

Die Vitalität schützen

Öle sind lichtempfindlich und sollten in Flaschen aus dunklem Glas oder in Dosen angeboten werden. Kaufen Sie stets kleine Mengen Öl, denn es verliert mit der Zeit seine Vitalität. Native Öle können Sie bis zu sechs Monate aufbewahren, andere kalt gepresste Öle bis zu einem Jahr.

Kürbiskernöl

Kürbiskernöl ist Supernahrung: Es enthält einen reichhaltigen Nährstoff-Cocktail, darunter Provitamin A, Vitamin E, Zink und Selen und dazu eine ideale Mischung aus Omega-3- und -6-Fettsäuren. Kürbiskernöl aus der Steiermark und aus dem slowenischen Übermurgebiet ist der Status eines Produkts mit »geschützter geografischer Angabe« zugesprochen worden. Häufig wird dieses Öl beim Reizmagensyndrom empfohlen.

Kochen mit Öl

Hitze zerstört beim Kochen viele der kostbaren Vitamine und Omega-Fettsäuren der kalt gepressten Öle. Fügen Sie das Öl aus diesem Grund erst am Ende des Kochvorgangs hinzu. Das Gleiche gilt übrigens auch für Butter. Verwenden Sie antihaftbeschichtete Pfannen oder überlegen Sie, ob das Rezept nicht auch fettfreies Grillen zulässt.

Zum Erhitzen ist Kokosöl am besten geeignet, da es besonders hitzestabil ist. Und es ist basisch. Es lässt sich gut bei pfannengerührten Gerichten asiatischen Stils einsetzen, in denen sein kräftiger Geschmack die anderen Aromen ergänzt.

Leinöl

In vielen Ländern Osteuropas wird es als Dressing für Kartoffeln verwendet, die indische Küche kennt es als *tisi*: Leinöl, dessen Geschmack recht intensiv sein kann, wird aus der Saat des Leins gewonnen. Schon in der Jungsteinzeit wurde die auch als Flachs bekannte Pflanze für die Herstellung von Leinen angebaut. Das Öl ist reich an Omega-3-Fettsäuren.

Hanföl

Hanföl hat einen grasigen, nussigen Geschmack, der umso kräftiger wird, je dunkler das Öl ist. Nicht zu verwechseln mit dem berauschenden Haschischöl, das aus den Blüten und Blättern der Pflanze gewonnen wird, ist das aus den Samen gepresste Öl von hohem Wert für die Ernährung: Es enthält Omega-6- und Omega-3-Fettsäuren im günstigen Mischungsverhältnis von 3:1, außerdem Vitamin D und große Mengen Vitamin E.

DAS KOCHEN

Für unsere Basenkur empfehlen wir kurze Garzeiten, denn die wertvollen Proteine, Enzyme und Nährstoffe der Nahrung werden, wie wir wissen, durch Überhitzen zerstört. Kräuter sollten niemals gekocht, sondern grundsätzlich erst ganz am Ende der Zubereitung hinzugefügt werden.

Kochen sollte eine ebenso therapeutische wie vergnügliche Betätigung sein: Als Teil des Lebensrhythmus bietet sie eine gute Möglichkeit, Pausen einzurichten, in denen man andere Dinge getrost hinter sich lassen kann. Kochen sollte nicht in Hast oder unter Stress geschehen. Die Zubereitung einer guten Suppe kann ein lustvoller Prozess sein: Erfreuen Sie sich daran, rohes Gemüse mit Ihren Händen zu bearbeiten und in etwas zu verwandeln, das Ihnen beim Genießen noch einmal Freude bereiten wird. Garen Sie Gemüse so kurz wie nur irgend möglich. Es kann hilfreich sein, es in kleine Würfel zu schneiden oder sogar zu reiben, damit es schneller gart.

Brühe scheint häufig eine Hürde beim Kochen darzustellen – nicht so in der Basenküche: Falls Sie Ihr Gemüse kochen und nicht dämpfen, bewahren Sie einfach das Kochwasser Ihres Gemüses auf, dann haben Sie für Suppen oder zum Pochieren stets frische Brühe zur Hand, die zusätzlich noch ihren Nährwert mitbringt. Kochen kann – und sollte – ein zyklischer Prozess sein.

Man muss nicht alles braten
Braten ist vermutlich eher eine Gewohnheit als notwendig. Pochieren und Sieden sind gesunde Zubereitungsformen, die es vollständig ersetzen können. Frittieren ist per Definition ein säurebildender Prozess. Aus Perspektive der basischen Ernährung sollten sämtliche Rezepte, in denen Gemüse gebraten wird, vermieden werden. Auch Fleisch sollte man besser grillen. Gemüse sollte man besser dämpfen als kochen. Backen – im Prinzip trockenes Pochieren – ist in der Basenküche ebenso akzeptiert.

Auch Butter sollte nicht zu großer Hitze ausgesetzt werden, aber ein Stückchen, das auf der gekochten Kartoffel leicht schmilzt, ist wunderbar, besonders zusammen mit ein wenig gehacktem Schnittlauch oder Petersilie.

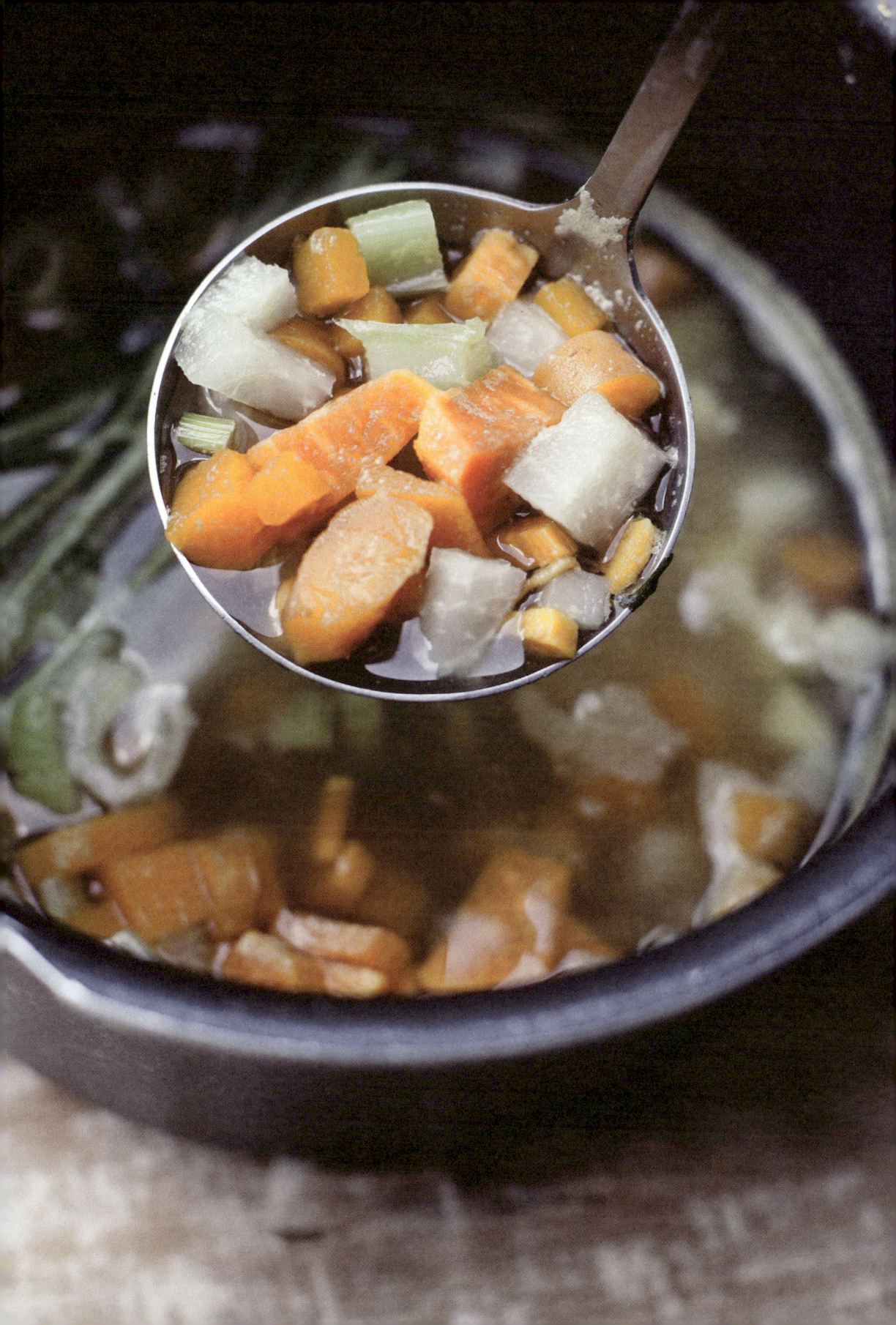

Haufenweise Kräuter

Ob während der Zubereitung oder beim Anrichten über das Essen gestreut – Kräuter sollten Sie so reichlich verwenden, wie Sie nur können. Hier dürfen Sie großzügig sein, Kräuter sind ein legitimer Luxus. Genießen Sie ihn!

Der asiatische Einfluss hat unsere Kochkunst um viele kluge Ideen ergänzt: In der Thai-Küche gelten Knoblauch, Ingwer und Chilischoten als heilige Dreifaltigkeit des Würzens. Alle drei haben basenbildende Wirkung. In Asien werden Gerichte nicht mit ein oder zwei Blättchen garniert, sondern mit mehreren Handvoll Koriander und Basilikum.

Beim Kochen mit Kräutern ist Verschiedenes zu beachten: Basilikum verträgt Hitze gar nicht, fügen Sie ihn erst in letzter Minute Ihren Gerichten hinzu. Rosmarin und Thymian sind kräftig im Geschmack und eignen sich besonders für Brühen und Tees. Salbei und Majoran ergänzen einander hervorragend zu Geflügel und anderem Fleisch. Kerbel trägt mit einer zarten Note zum Aroma bei.

Stellen Sie frische Kräuterzweige in Gläser oder Becher mit Wasser. Wechseln Sie das Wasser regelmäßig. Bewahren Sie getrocknete Kräuter und Samen an einem dunklen, kühlen Ort auf.

Dem Leben Würze geben

In der Pfanne geröstet oder schnell im Ofen getrocknet und mit Steinsalz vermischt, können Gewürze ein Gericht dramatisch verändern. Die typischen Zutaten eines fertig gekauften Currypulvers sind in der Regel basisch: Koriander, Cayennepfeffer, Kreuzkümmel, Knoblauch und Ingwer. Wenn Sie dennoch Ihr eigenes Currypulver mischen möchten, um keine eventuell vorhandenen Zusatzstoffe mitkaufen zu müssen: Eine kleine Kaffeemühle taugt als Gewürzmühle wunderbar. Und falls Sie zu viel gemischt haben, bewahren Sie den Rest einfach für später auf.

Stein- und Meersalz bereichern Ihre Ernährung um weitere Mineralstoffe. Die meisten Salzsorten unterscheiden sich durchaus im Geschmack. Die Salzwirkung hängt größtenteils von der Korn- oder Flockengröße ab, die gegebenenfalls auch zur Textur von Speisen beiträgt. Verschiedene Salze und selbst gemachte Gewürzsalz-Mischungen ergänzen den Vorratsschrank vortrefflich.

Im Ganzen oder als Püree?
Pürierte Suppen oder Dips bieten die schnellste und effektivste Methode zur Versorgung mit Nährstoffen: Gemüse ist, stark zerkleinert, leichter verdaulich als in großen Stücken. So kommen Gemüsepürees auch für abendliche Mahlzeiten infrage. Außerdem transportieren sie vortrefflich verschiedene Aromen, insbesondere die von Kräutern, Gewürzen und sogar omega-fettsäurereichem Öl.

In den meisten Fällen aber sind die Ballaststoffe ein ebenso wichtiger Aspekt des Essens, damit der Körper seine Verdauungsaufgaben nicht vergisst. Insofern ist unzerkleinertes Gemüse besser, doch auch hier geht es um die Balance. Betrachten wir zum Beispiel Orangen: Für ein Glas Orangensaft werden drei oder vier Früchte benötigt – verglichen mit dem Verzehr einiger einzelner Stückchen bedeutet dies natürlich eine erhebliche Ernährungswirkung. Doch mag der Vitamingehalt des Safts auch deutlich höher sein, das Verdauungssystem fühlt sich mit nur einigen Orangenstückchen wohler. Während Sie glauben, von den vielen Vitaminen zu profitieren, stimmt Ihr Körper dem nicht unbedingt zu.

Haltbarmachen
Die Problematik der Konservierung von Nahrungsmitteln ist offensichtlich und reicht über die Besorgnis hinsichtlich Histaminkonzentrationen hinaus. Es ist unvermeidlich, dass Früchte, Gemüse und andere hochwertige Nahrungsmittel mit zunehmender Lagerdauer abbauen.

Konservierungsstoffe – üblicherweise Salz, Zucker, Essig und andere Zusätze – sind säurebildend. Mit sehr wenigen Ausnahmen tendieren alle Lebensmittel, die in Tüten, Hüllen, Dosen oder anderen Verpackungen verkauft werden, zu einem höheren Säuregrad. Selbst Fertiggerichte, die basische Zutaten enthalten, werden sauer, wenn sie mit Konservierungsstoffen versehen und verpackt werden.

Viel besser ist es, sich seine Mahlzeiten aus frischen Zutaten zu kochen. Tiefgekühltes Gemüse ohne Zusätze, insbesondere Kastanien, Mais und Erbsen, erhält möglicherweise seine basischen Eigenschaften, doch bei Fertigmischungen ist das vermutlich schon nicht mehr der Fall.

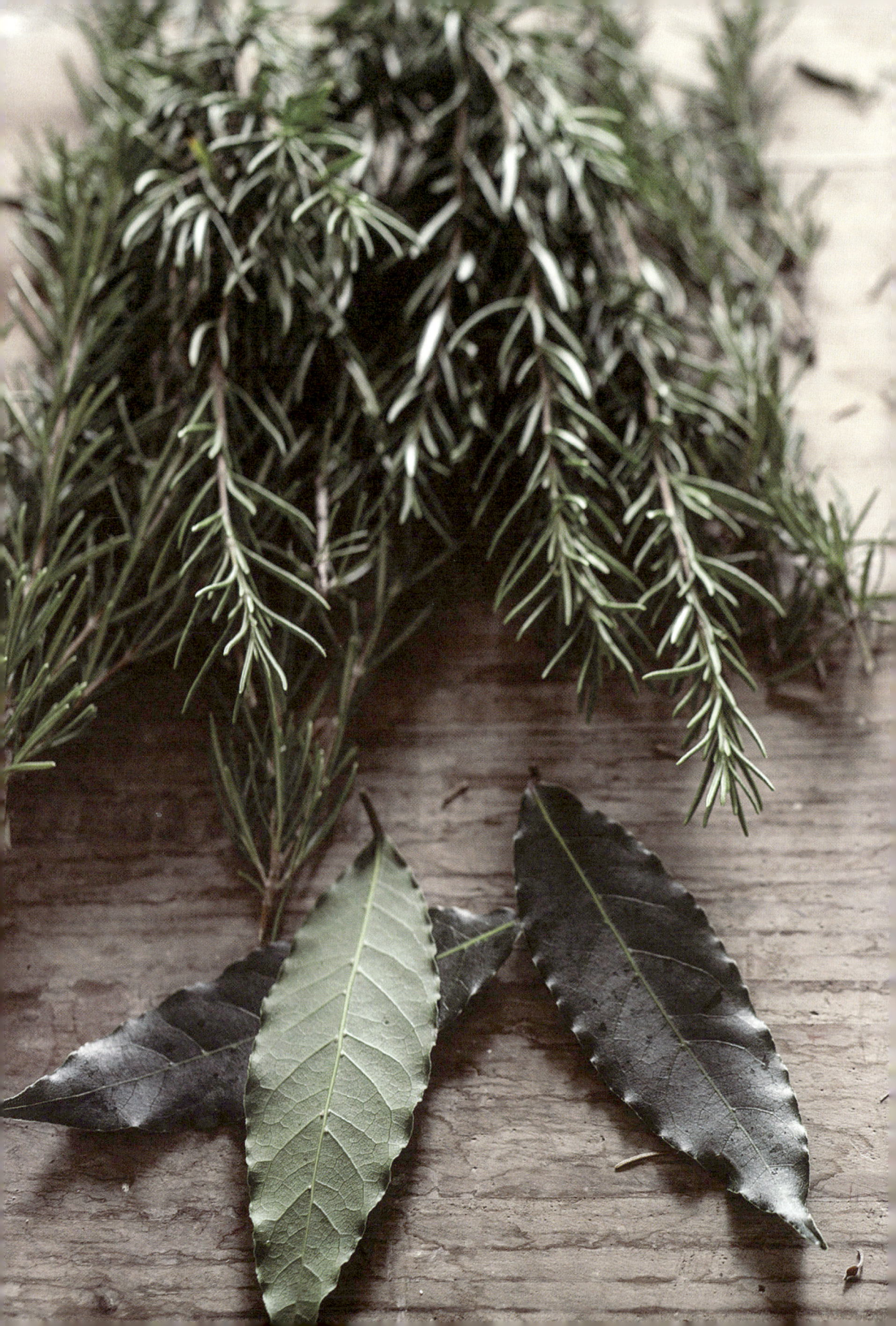

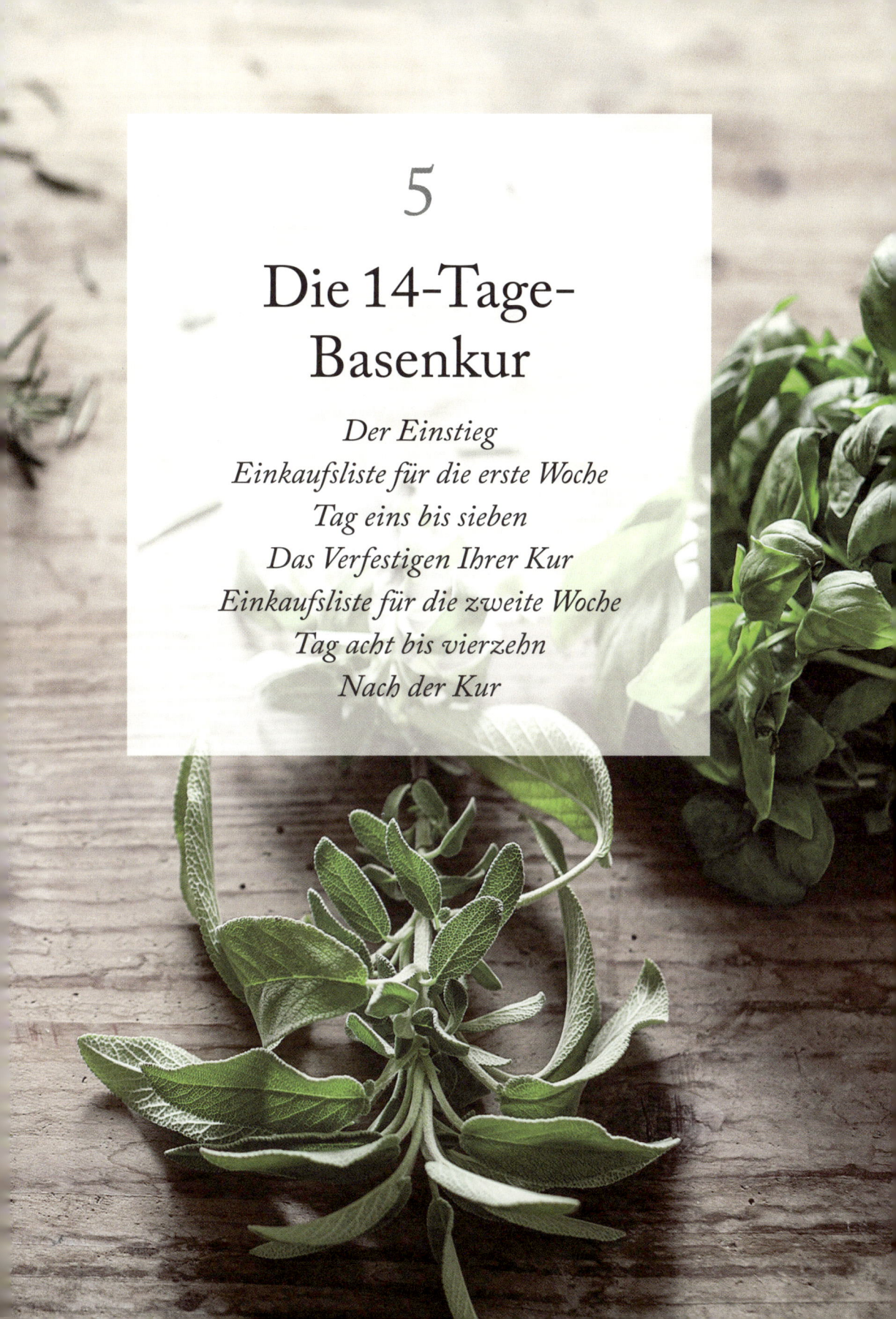

5
Die 14-Tage-Basenkur

Der Einstieg
Einkaufsliste für die erste Woche
Tag eins bis sieben
Das Verfestigen Ihrer Kur
Einkaufsliste für die zweite Woche
Tag acht bis vierzehn
Nach der Kur

DER EINSTIEG

Am besten beginnen Sie Ihre Basenkur an einem Wochenende oder an einem Tag, an dem Sie nicht abgelenkt sind, damit Sie genug Zeit haben, um alles vorzubereiten. Halten Sie alles möglichst einfach und tun Sie das, was Sie gut in Ihren Tagesplan integrieren können. Wenn Sie Ihr Frühstück schon am Abend zuvor vorbereiten, haben Sie morgens gleich alles zur Hand. So haben Gemüsetee oder -suppe auch Zeit, gut durchzuziehen.

Je nachdem, wie übersäuert Ihr Körper ist, können Sie im Lauf der Kur Nebenwirkungen spüren: Kopfschmerzen, Müdigkeit, Unruhe, Stimmungsschwankungen oder Essensgelüste. Dies sind gute Zeichen, die eine Entgiftung Ihres Körpers anzeigen. Leben Sie damit, sie werden sich rasch wieder geben. Denken Sie daran, dass viele gesundheitliche Probleme sich über die Jahre entwickelt haben und dass grundlegende Veränderungen Zeit brauchen. Die nächsten 14 Tage sind ein Anfang.

DIE WOCHE VOR DEM BEGINN

Vielleicht wollen Sie sich zum Start der Kur mit ein paar freien Tagen belohnen. Legen Sie sich in Ihrem Kalender fest und geben Sie sich ein paar Tage, um sich an die Vorstellung zu gewöhnen. Hilfreich ist auch, wenn Sie vor der Kur Änderungen in Ihrer Ernährung vornehmen:

* Reduzieren Sie den Genuss von Kaffee, Alkohol und kohlensäurehaltigen Getränken.

* Wenn Sie während der Kur Ihren pH-Wert überprüfen möchten, kaufen Sie dafür pH-Streifen – Ihre ersten pH-Streifen finden Sie hier im Buch.

* Kaufen Sie kein Fast Food und kein abgepacktes Essen. Um keiner Versuchung ausgesetzt zu sein, entfernen Sie aus Ihrem Kühlschrank und Vorratsschrank säurebildende Lebensmittel und ersetzen Sie sie mit geeigneten Snacks.

* Verzichten Sie auf Zucker, vor allem auf raffinierten Zucker, und fangen Sie an, Ihren Körper mit Nährstoffen zu füllen. Während der Kur benötigt Ihr Körper viele zusätzliche Nährstoffe, und wenn Sie schon vorher gesünder essen, ist die Umstellung weniger extrem.

* Trinken Sie mindestens zwei Liter Wasser am Tag.

* Stellen Sie für die ersten paar Tage eine Einkaufsliste zusammen, damit Sie alles Nötige griffbereit zu Hause haben. Vermeiden Sie bei diesem Einkauf Sparsamkeit – die besten, frischesten Produkte ergeben die schmackhaftesten, gesündesten Mahlzeiten. Da Ihre Essensportionen in den nächsten zwei Wochen eher klein ausfallen, können Sie es sich leisten, bei der Qualität Ihrer Zutaten wählerisch zu sein.

* Ein guter Tipp, um sich an kleinere Essensportionen zu gewöhnen, ist die Verwendung kleinerer Teller. Servieren Sie Ihre Mahlzeiten auf Vorspeisen- oder Desserttellern.

* Gewöhnen Sie sich eine neue, entspannende Abendroutine an. Gehen Sie zum Beispiel nach dem Abendessen spazieren oder lesen Sie ein Buch. Sie können auch zwei Stunden, bevor Sie ins Bett gehen, ein warmes Bad nehmen.

DER TAG VOR BEGINN DER KUR

Am Tag vor dem Beginn der Kur gehen Sie einkaufen und bereiten in der Küche alles vor. Kochen Sie eine basische Minestrone (Seite 142), damit Sie eine gute, verlässliche und schmackhafte Reserve zur Verfügung haben. Alle Rezepte finden Sie in Kapitel 6. Sie sind nach Kategorien und in der Reihenfolge ihres Auftauchens im Buch geordnet. Zum leichteren Nachschlagen gibt es am Ende des Buchs ein Rezeptverzeichnis. Sie müssen nicht unbedingt alle Zutaten haben, um die Rezepte genau zu befolgen; kaufen Sie einfach Produkte der Saison und ersetzen Sie eventuell Gemüse, Gewürze und Kräuter durch entsprechende basische Zutaten.

Wenn Sie Vegetarier sind oder werden möchten, ersetzen Sie die Fleischrezepte im Tagesplaner mit einer der Menü-Optionen, die im Rezeptkapitel mit einem ⓥ gekennzeichnet sind.

Da Bewegung ein wichtiger Teil der Basenkur ist, gehen Sie am Abend vor der Kur spazieren. Wir schlagen Ihnen für jeden Tag neue Bewegungsübungen vor – Cardio-Training, Dehnübungen, Atemübungen und Übungen zur Stärkung der Rumpfmuskulatur. Um Ihnen bei dem Übergang zu einem basischen Lebensstil zu helfen, haben wir außerdem Tipps zur Schönheit und zur Gestaltung Ihrer Umwelt aufgenommen. In den Absätzen »In der Küche« des Tagesplaners finden Sie Vorschläge, welche Gerichte Sie am Abend für den nächsten Tag zubereiten können.

TÄGLICHE AKTIVITÄTEN

Tägliche Routine hilft. Versuchen Sie, während Ihrer Basenkur jeden Tag Folgendes zu tun:

* **Trockenbürsten der Haut:** Trockenbürsten Sie vor Ihrem täglichen Bad oder Ihrer Dusche sanft Ihre Haut mit einem Luffaprodukt oder einer Bürste mit Naturborsten. Dadurch werden abgestorbene Hautzellen entfernt, die Poren geöffnet, der Lymphfluss angekurbelt und die Durchblutung gefördert.

* **Mundspülung mit Leinöl:** Eine Mundwäsche mit Öl, das sogenannte Ölziehen, ist eine wirksame Methode, um den Mundraum und die Zähne zu reinigen. Nehmen Sie 1 EL Leinöl oder ein anderes Öl aus Nüssen oder Samen und bewegen Sie dieses ein paar Minuten lang im Mund hin und her, ziehen Sie es durch die Zähne, aber gurgeln Sie nicht damit. So spülen Sie alle Gifte heraus und schützen sich gegen Entzündungen im Rachenraum. In Wasser lösen sich nicht alle Gifte auf, machen Sie deshalb regelmäßig Mundspülungen mit Öl.

* **Bewegen Sie sich 30 Minuten täglich:** Versuchen Sie, sich jeden Tag mindestens 30 Minuten zu bewegen. Vielleicht erscheint Ihnen das viel verlangt zu sein, doch sogar etwas so Einfaches wie Treppensteigen anstelle von Fahrstuhlfahren trägt zu Ihren 30 Minuten bei. Andere mögliche Bewegungsarten sind zum Beispiel ein flotter Spaziergang, Radfahren, Tennisspielen, Yoga oder Schwimmen. Bestimmt finden Sie etwas, das zu Ihnen und Ihrem Lebensstil passt.

* **Versorgen Sie Ihren Körper mit ausreichend Flüssigkeit:** Indem Sie tagsüber Wasser, Gemüsetee oder Kräutertee trinken, halten Sie Ihren Körper gut hydriert. Versuchen Sie, am Tag mindestens zwei Liter Flüssigkeit zu sich zu nehmen. Haben Sie immer Gemüsetee vorrätig, damit Sie jederzeit zu etwas Erfrischendem und Nahrhaftem greifen können.

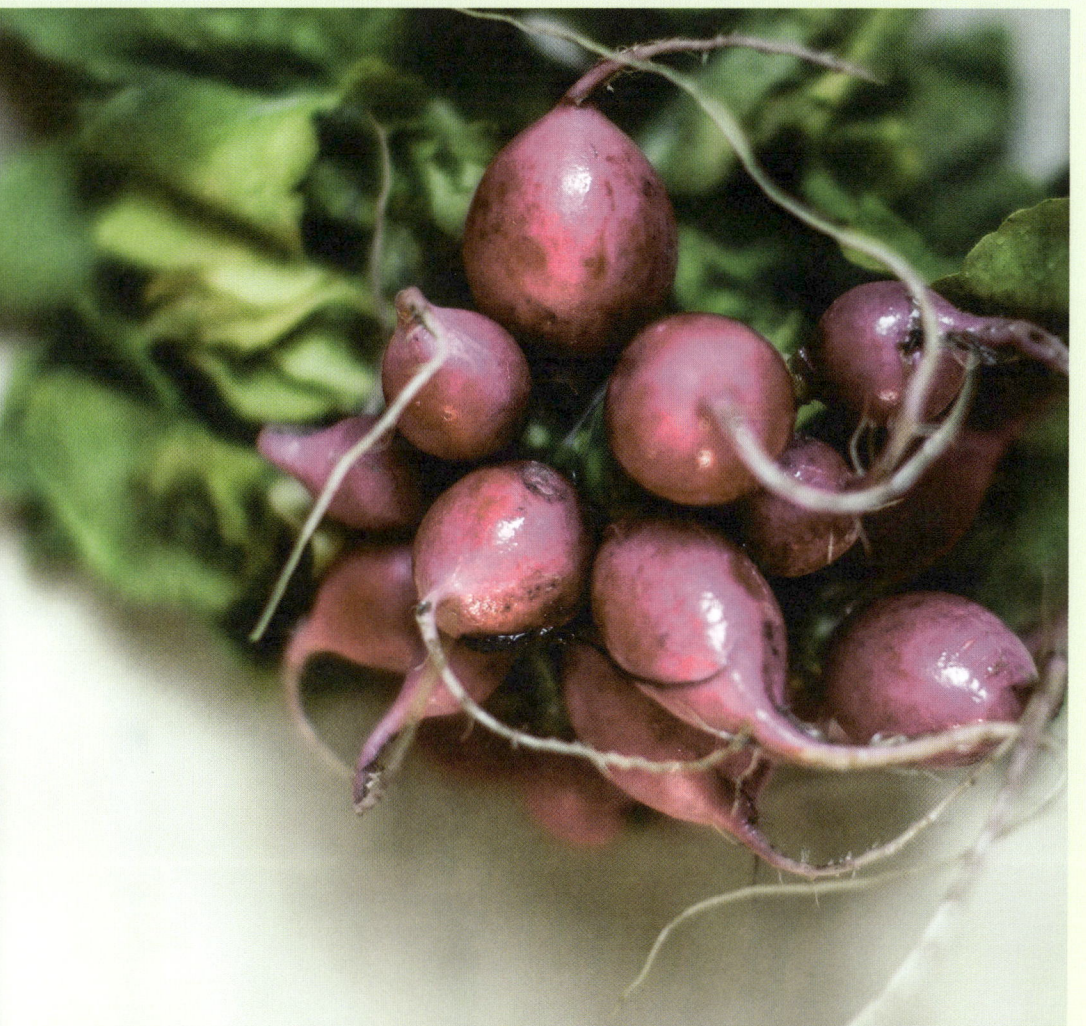

Die erste Woche

*Das Ziel der ersten Woche ist es, mit einem Minimum an Stress Ihren Körper von Giften zu reinigen.
Der Speiseplan ist so zusammengestellt, dass mit einfachen, reinigenden Lebensmitteln das Verdauungssystem wieder harmonisiert wird und die Säuren ausgespült werden.
Zudem bekommen Sie jeden Tag Vorschläge für Bewegungsübungen und abwechselnd einen Tag Tipps für die Schönheit, den nächsten für eine angenehme Umgebung.*

EINKAUFSLISTE FÜR DIE ERSTE WOCHE

Diese Liste soll Ihnen beim Einkauf für die Mahlzeiten, die wir in den Tagesplanern für die Tage eins bis sieben beschrieben haben, helfen. Die Mengen beziehen sich auf eine Person. Für mehrere Personen erhöhen Sie die Zutaten entsprechend.

Frische Basics:
Diese Lebensmittel werden im Lauf der Woche frisch verwendet, kaufen Sie sie also nach Bedarf.

Frische Kräuter:
Petersilie, Rosmarin, Salbei, Thymian, Basilikum, Minze, Liebstöckel, Koriandergrün, Dill, Brennnessel, Schafgarbe, Zitronenmelisse, Zitronenverbene, Kamille und Lorbeerblätter

*

Gemüse und Obst:
Ingwer, Kartoffeln, Fenchel, Rote Bete, Staudensellerie, Brokkoli, Frühlingszwiebeln, Zucchini, frischer Meerrettich, Zitronen, Karotten und Pastinaken

*

Milchprodukte:
Milch (oder Soja- oder Mandelmilch), Quark, Naturjoghurt, Ziegen- oder Schafsfrischkäse und Butter

*

Außerdem:
Eier und Dinkelbrot oder -toast

Tag eins und zwei

1 Hühnerbrust (85 g)

*

4 neue Kartoffeln

*

grüne Bohnen (100 g)

*

Blattsalat

*

Parmesan (gerieben)

*

1 Aubergine

*

schwarze Oliven ohne Stein

*

Sahne (100 ml)

Tag drei und vier

1 Thunfischfilet (85 g)

*

1 Rinderfilet (85 g)

*

1 Avocado

*

1 Limette

*

1 Süßkartoffel

*

1 Apfel

*

1 Backkartoffel

*

Korinthen

*

Schafsjoghurt

*

Senfmehl

*

Brunnenkresse

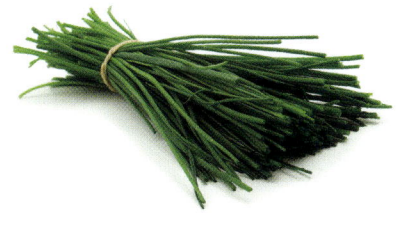

Tag fünf, sechs und sieben

1 Lachsfilet (85 g)

*

1 Avocado

*

1 Apfel

*

1 Rote Bete

*

1 Aubergine

*

1 Dose Dicke Bohnen

*

schwarze Oliven ohne Stein

*

Spinat (600 g)

*

1 Tomate

*

Dill

*

Korinthen

*

1 Grapefruit

*

Estragon

*

Kerbel

*

Hanföl

*

Sahne

*

Schafsjoghurt

DER ERSTE TAG
Sonntag

Lassen Sie es langsam angehen. Sie müssen die Welt nicht vor sechs Uhr abends ändern. Geben Sie sich die Möglichkeit, neue Ideen aufzunehmen und in eine neue Stimmung, einen neuen Rhythmus zu kommen. Nehmen Sie sich Zeit. Ruhe ist gut. Eile erzeugt Stress. Treten Sie auf die Bremse …

NACH DEM AUFWACHEN
Heißes Wasser mit Zitrone oder Rosmarintee
(Seite 139)

FRÜHSTÜCK
Mediterraner Gemüseaufstrich auf Dinkeltoast oder Knäckebrot
(Seite 148)

MITTAGESSEN
Gegrilltes Huhn mit neuen Kartoffeln, Brokkoli und Karotten
(Seite 153)

ABENDESSEN
Basische Minestrone
(Seite 142)

SCHLAFENSZEIT
Zitronenmelissetee
(Seite 141)

Herz-Kreislauf-Übung

Regelmäßige Herz-Kreislauf-Übungen sind ein wichtiger Teil des Programms. Gehen Sie heute flott spazieren. Ihr Tempo sollte so schnell sein, dass Sie Ihr Herz schlagen fühlen und sich Ihre Atemfrequenz steigert. Laufen Sie möglichst ½ Stunde in diesem Tempo.

Schönheit – Avocado-Haarmaske

Schälen Sie eine reife Avocado und zerdrücken Sie sie in einer Schüssel. Vermischen Sie den Brei mit 1 EL Honig. Tragen Sie die Mischung auf Ihr Haar auf und bedecken Sie den Kopf mit einer Duschhaube. Lassen Sie die Haarmaske 20 Minuten wirken und spülen Sie sie dann sorgfältig aus. Nach dieser Maske glänzen Ihre Haare und fühlen sich wunderbar weich an.

In der Küche

Weichen Sie für das Frühstück am nächsten Tag getrocknete Feigen in heißem Kräutertee ein (Seite 150).

Pürieren Sie Ihre basische Minestrone für das morgige Mittagessen.

Bereiten Sie Mandelpesto zu (Seite 169).

Bereiten Sie den Mayr-Gemüsetee zu (Seite 138).

> »Achtsamkeit ist die bewusste Konzentration auf den Moment. Wahrnehmung und Akzeptanz lassen uns die Welt wie in Zeitlupe sehen. Unsere Umgebung und unsere eigenen Reaktionen werden klarer.«

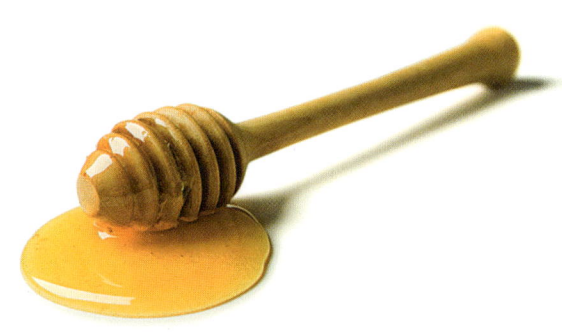

DER ZWEITE TAG
Montag

Für die optimale Verwertung Ihres Essens spielt das Kauen eine wesentliche Rolle; daher ist es ein Grundbestandteil der Basenkur. Effektives Kauen ist ein Ausgleich für die geringeren Essensmengen. Je besser Sie kauen, desto besser wird die Nahrung verdaut und desto mehr Nährstoffe kann Ihr Körper dem Essen entnehmen. Versuchen Sie, jeden Bissen 30- bis 50-mal zu kauen.

NACH DEM AUFWACHEN
Heißes Wasser mit Zitrone oder Ingwertee
(Seite 139)

FRÜHSTÜCK
Frischer Joghurt mit Leinsamen
(Seite 150)
In Kräutertee eingeweichte Feigen
(Seite 150)

MITTAGESSEN
Blattsalat mit grünen Bohnen und Kartoffeln in Olivenöl
(Seite 154)

ABENDESSEN
Pürierte basische Minestrone
Mandelpesto
(Seite 169)

SCHLAFENSZEIT
Zitronenmelissetee
(Seite 141)

Stretching – Magenübung

Diese Dehnübung ist gut für Ihre Bauchmuskulatur, weil sie den Drehpunkt im Bauch verändert. Außerdem übt sie verschiedene Arten von Druck auf den Bauch aus und wirkt wie eine innerliche Massage.

Legen Sie sich auf den Rücken, heben Sie die Knie zur Brust und rotieren Sie Ihren Körper – die Knie nach links, den Kopf nach rechts und dann andersherum.

Umgebung

Hören Sie beruhigende Musik, die Sie mögen – vielleicht etwas Klassisches oder Chorgesang. Vielleicht finden Sie neue Stücke, die Sie abends hören. Entdecken Sie neue Komponisten und Genres, die zu Ihrer Stimmung während der Kur passen.

In der Küche

Bereiten Sie die Selleriesuppe für Ihr morgiges Abendessen vor (Seite 144).

Weichen Sie für das morgige Frühstück getrocknete Feigen in heißem Kräutertee ein (Seite 150).

»Auch die besten basischen Mahlzeiten wirken in Ihrem Magen säurebildend, wenn Sie nicht richtig kauen. Essen sollte langsam und intensiv genossen werden.«

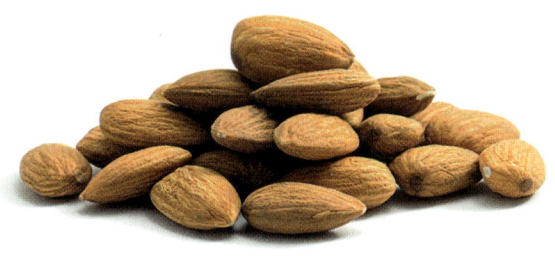

DER DRITTE TAG
Dienstag

Ein altes Sprichwort sagt, dass man morgens wie ein Kaiser, mittags wie ein König und abends wie ein Bettler essen soll. Sie können am Morgen eine etwas großzügigere Mahlzeit zu sich nehmen, da der Körper den ganzen Tag für die Verdauung Zeit hat, aber essen Sie nicht zu viel, weil Sie sonst später am Tag mehr Hunger bekommen. Je mehr Sie Ihrem Magen geben, desto mehr will er haben. Geben Sie ihm weniger.

NACH DEM AUFWACHEN
Heißes Wasser mit Zitrone oder Thymiantee
(Seite 139)

FRÜHSTÜCK
Powermüsli
(Seite 151)
In Kräutertee eingeweichte Feigen
(Seite 150)

MITTAGESSEN
Gebratener Thunfisch mit Avocado, Ingwer, Koriandergrün und Limette
(Seite 155)

ABENDESSEN
Selleriesuppe
(Seite 144)

SCHLAFENSZEIT
Schafgarbentee
(Seite 141)

Entspannung – Atemübung
Diese sanfte Atemübung beruhigt Ihre Gedanken und Ihren Geist.

Setzen Sie sich bequem und aufrecht hin und heben Sie eine Hand so vor den Mund, dass sich Daumen und Zeigefinger berühren, als würden Sie das Ende einer Feder halten. Spitzen Sie die Lippen und atmen Sie langsam durch den Mund ein. Dann blasen Sie die Luft sanft aus und artikulieren dabei den Ton »huu«, als würden Sie eine imaginäre Feder anpusten.

Wiederholen Sie die Übung, bis Sie sich sehr ruhig fühlen.

Schönheit – basisches Bad
Fügen Sie Ihrem Badewasser 130 g Natron hinzu und überprüfen Sie das Wasser mit einem pH-Streifen – es sollte einen pH-Wert von 8,5 aufweisen. Baden Sie darin ½–1 Stunde. Während Ihre Haut schrumpelig wird, weicht sie auf, und die Säuren können hinausgelangen. Diese Behandlung wird oft bei Arthritis und rheumatischen Erkrankungen angewandt.

In der Küche
Stellen Sie Ihre Omega-Mischung für das morgige Frühstück zusammen (Seite 151).
Bereiten Sie den Mayr-Gemüsetee zu (Seite 138).

»*Wenn Sie nach dem Essen das Bedürfnis haben, sich aufs Sofa zu setzen, ist das ein schlechtes Zeichen und weist darauf hin, dass Sie die falschen Sachen essen. Nach einer Mahlzeit sollte man sich leicht, munter und voller Energie fühlen.*«

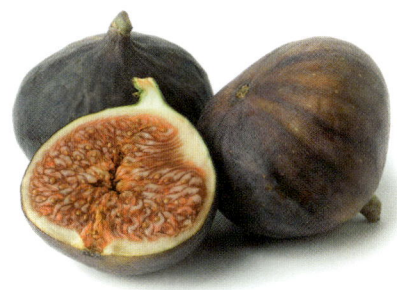

DER VIERTE TAG
Mittwoch

Abwechslung ist gut, sowohl für den Geist als auch für den Körper. Machen Sie Sportübungen, um Körperteile zu bewegen, die Sie ganz vergessen haben, vor allem die Rumpfmuskulatur. Dies ist Ihr neues Ich.

NACH DEM AUFWACHEN
Heißes Wasser mit Zitrone oder Salbeitee
(Seite 139)

FRÜHSTÜCK
Frischer Joghurt mit Honig und Omega-Mischung
(Seite 150)

MITTAGESSEN
Rinderfilet mit Sellerie und Süßkartoffelpüree
(Seite 155)

ABENDESSEN
Ofenkartoffel mit Butter und Schnittlauch
(Seite 164)

SCHLAFENSZEIT
Schafgarbentee
(Seite 141)

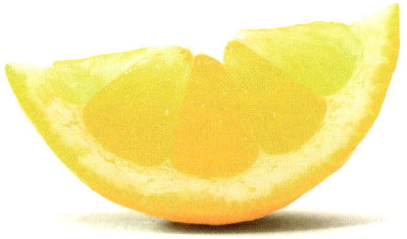

Stärkung – Rumpfmuskulatur
Diese Übung stärkt die Rumpfmuskulatur und verbessert durch das Weiten der Brust die Atmung.

Setzen Sie sich auf den Boden und lassen Sie die Knie an die linke Seite Ihres Körpers sinken, sodass die Füße sich nahe der rechten Hüfte befinden. Der rechte Fuß liegt in der Wölbung des linken Fußes. Strecken Sie Ihre Wirbelsäule, sitzen Sie aufrecht und beugen Sie den Rumpf nach links. Greifen Sie mit dem rechten Arm über den Körper und legen Sie die rechte Hand auf Ihr linkes Knie. Nun den linken Arm hinter sich auf den Boden stellen, dann zurück in die Ausgangsposition.

Wiederholen Sie die Übung dreimal, bevor Sie die Seite wechseln.

Umgebung
Kaufen Sie sich farbenfrohe Blumen und stellen Sie sie dort hin, wo Sie sich daran erfreuen können: ins Badezimmer, ins Schlafzimmer und in die Küche.

In der Küche
Bereiten Sie die basische Minestrone für das morgige Abendessen vor (Seite 142).
Bereiten Sie für das morgige Frühstück mediterranen Brotaufstrich vor (Seite 148).
Weichen Sie für das morgige Frühstück getrocknete Feigen in heißem Kräutertee ein (Seite 150).

»Wenn man sich bewegt, atmet man die Säuren aus, die sich im Körper bilden. Die Lungen werden gut durchlüftet, die Säuren hinaustransportiert. Bewegung ist von entscheidender Bedeutung. Jede Art Bewegung ist positiv.«

DER FÜNFTE TAG
Donnerstag

Beim Essen geht es um Qualität, nicht um Quantität. Und darum, das Richtige zur richtigen Zeit zu essen. Essen Sie in aller Ruhe: Legen Sie zwischen den Bissen Messer und Gabel nieder, genießen Sie Ihr Essen bewusst. Seien Sie großzügig mit der Zeit für Ihr Essen – gönnen Sie sich für jede Mahlzeit mindestens 30 Minuten, die Zubereitungszeit nicht mitgezählt.

NACH DEM AUFWACHEN
Heißes Wasser mit Zitrone oder Pfefferminztee
(Seite 139)

FRÜHSTÜCK
In Kräutertee eingeweichte Feigen
(Seite 150)
Mediterraner Aufstrich auf Dinkeltoast oder Knäckebrot
(Seite 148)

MITTAGESSEN
Quinoasalat mit Avocado, Tomate, Petersilie und Pinienkernen
(Seite 156)
Kräuteröl mit Olivenöl
(Seite 168)

ABENDESSEN
Basische Minestrone
(Seite 142)

SCHLAFENSZEIT
Kamillentee
(Seite 141)

Herz-Kreislauf-Übung
Wenn Sie in Ihrer Nähe die Möglichkeit zum Schwimmen haben, gehen Sie ½ Stunde schwimmen. Schwimmen ist eine sanfte Herz und Kreislauf stimulierende Tätigkeit, die mehrere Muskelgruppen auf einmal dehnt und kräftigt. Probieren Sie verschiedene Schwimmstile aus. Schwimmen ist nicht nur gut für Herz und Muskeln, es kann auch Gelenkentzündungen lindern.

Schönheit – Meersalz-Peeling
Mischen Sie Salz aus dem Toten Meer und Mandelöl und reiben Sie damit sanft Ihren Körper ein. Mit warmem Wasser abspülen und trocken tupfen. Ein Salz-Peeling beseitigt abgestorbene Hautzellen und Bakterien, verbessert die Durchblutung und fördert die Zellregeneration.

In der Küche
Bereiten Sie den Schafskäse-Meerrettich-Aufstrich für morgen Abend vor (Seite 148).
Kochen Sie für das morgige Mittagessen die Kräutersuppe (Seite 144).
Bereiten Sie den Mayr-Gemüsetee zu (Seite 138).

»Essen Sie genug – ausreichend.
Sie können Ihren Körper daran gewöhnen,
mit weniger auszukommen. Er braucht nicht mehr.
Das allein bedeutet Lebensverlängerung.«

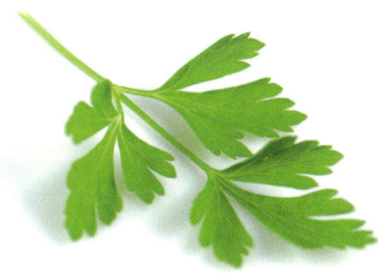

DER SECHSTE TAG
Freitag

Kräuter kommen aus der Erde und stecken daher voller Mineralstoffe. Jedes Kraut hat seine eigene Saison und leistet seinen Beitrag zu Ihrer Ernährung. Verwenden Sie Kräuter großzügig; sie sind wertvoll.

NACH DEM AUFWACHEN
Heißes Wasser mit Zitrone oder Brennnesseltee
(Seite 140)

FRÜHSTÜCK
Kräuteromelett
(Seite 152)

MITTAGESSEN
Pochierter Lachs mit Karotten-Spinat-Püree und Basilikumöl
(Seite 158)

ABENDESSEN
Kräutersuppe
(Seite 144)
Schafskäse-Meerrettich-Aufstrich auf Dinkeltoast oder Knäckebrot
(Seite 148)

SCHLAFENSZEIT
Kamillentee
(Seite 141)

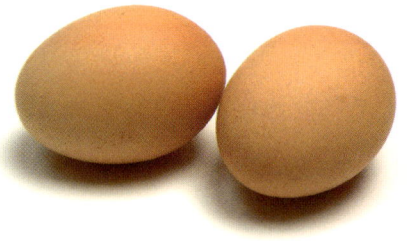

Dehnen – Yoga-Übung
Diese Yoga-Stellung nennt sich Baum. Sie trägt dazu bei, Gleichgewicht, Gedächtnis und Konzentration zu verbessern, indem sie gleichzeitig Körper und Geist fordert.

Stehen Sie aufrecht – die Füße haben guten Bodenkontakt, die Knie sind entriegelt, der Rücken gerade gestreckt. Balancieren Sie auf einem Fuß, den anderen Fuß legen Sie an Oberschenkel oder Wade des stehenden Beins, niemals gegen das Knie. Konzentrieren Sie sich und heben Sie die Hände über den Kopf. Denken Sie daran, den Atem fließen zu lassen; wenn Sie vergessen zu atmen, stört das Ihr Gleichgewicht. Achten Sie darauf, dass die Hüften in einer Linie sind, lassen Sie eventuell Ihren am anderen Bein anliegenden Fuß tiefer sinken.

Halten Sie die Stellung fünf tiefe Atemzüge lang, dann lösen Sie sie langsam auf und wechseln die Seiten.

Umgebung
Schalten Sie den Fernseher und den Computer aus und legen Sie Ihr Mobiltelefon weg. Genießen Sie einen entspannten Abend ohne das Dröhnen der Außenwelt.

In der Küche
Bereiten Sie für das morgige Abendessen die Spinat-Muskatnuss-Suppe vor (Seite 145).

»Bitteres tut Ihnen gut. Es ist ein Zeichen für ein natürliches, reines Produkt – Wurzeln sind bitter, und bittere Pflanzen wie Artischocken, Radicchio und Chicorée unterstützen die Arbeit der Leber. Auch Kräuter sind oft bitter. Im Frühling ist Löwenzahn ebenfalls gut für Sie – und Brennnesseln. Unsere Vorliebe für Süßes stammt von der Muttermilch, die süß ist. Aber wenn wir älter werden, brauchen wir andere Nahrungsmittel.«

DER SIEBTE TAG
Samstag

Inzwischen sollten Sie merken, wie gut Ihnen die Ernährungsumstellung tut, und die vielen neuen Speisen und Geschmacksrichtungen genießen. Ihr Körper sollte sich gesünder und fitter fühlen. Sie haben eine Woche lang hart gearbeitet und sich einen entspannten Tag verdient.

NACH DEM AUFWACHEN
Heißes Wasser mit Zitrone oder Zitronenverbenentee
(Seite 140)

FRÜHSTÜCK
Powermüsli
(Seite 151)

MITTAGESSEN
Rote-Bete-Salat mit Dicken Bohnen, Schnittlauch und Walnussöl
(Seite 158)

ABENDESSEN
Spinat-Muskatnuss-Suppe
(Seite 145)

SCHLAFENSZEIT
Fencheltee
(Seite 141)

Bewegung
Es ist Ihr siebter Tag, und Sie haben Ihre Sache gut gemacht. Genießen Sie heute nach dem Abendessen einen entspannenden Spaziergang.

Zum Verwöhnen
Gönnen Sie sich ein Dampfbad in der Sauna.

Schönheit – Basisches Fußbad
Füllen Sie eine kleine Wanne mit warmem Wasser und vermischen Sie es mit Natron. Natron hat viele Vorteile, zum Beispiel wirkt es antibakteriell und macht Ihre Haut weich.

In der Küche
Bereiten Sie für das morgige Abendessen die Lauch-Kartoffel-Suppe vor (Seite 145).
Bereiten Sie den Mayr-Gemüsetee zu (Seite 138).
Weichen Sie für das Frühstück am nächsten Tag Hirse- und Buchweizenflocken ein (Seite 152).

»*Sie sind selbst Ihr bester Arzt. Ich kann Sie nur anleiten. Sie kennen sich selbst besser als ich. Sie kennen Ihren Körper. Sie müssen sich nur die schlechten Einflüsse bewusst machen. Je mehr Sie sich und Ihre Reaktionen mit basischen Botschaften programmieren können, desto leichter wird es werden, die Sprache Ihres Körpers zu identifizieren und zu verstehen. Hören Sie auf Ihren Körper. Sprechen Sie mit ihm.*«

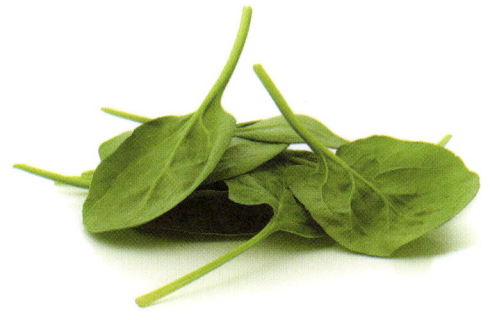

DAS VERFESTIGEN IHRER KUR

Nach einer Woche sanfter Reinigung sollten sich Reaktionen Ihres Körpers zeigen, und das, was Sie essen, sollte Ihnen besser schmecken. Abhängig von Ihrem bisherigen Lebensstil haben Sie vielleicht in den letzten sieben Tagen Nebenwirkungen gespürt, zum Beispiel Kopfschmerzen, Unruhe, Stimmungsschwankungen oder Essgelüste. Normalerweise dauert es mindestens zehn Tage, bis sich alle Vorteile langsam bemerkbar machen, aber schon nach dieser ersten Woche werden Sie wahrscheinlich einige positive Veränderungen spüren. Im Allgemeinen hat man mehr Energie und die Haut sieht nach und nach klarer aus. Die Verdauung wird regelmäßiger, man leidet weniger unter Verstopfung und fühlt sich nicht mehr aufgebläht.

Erweiterungswoche
In Ihrer zweiten Woche stellen wir Ihnen mehr Ideen vor, die das Kochen und Essen noch genussvoller gestalten und Ihnen eine gute Grundlage für den basischen Lebensstil geben. Während es in der ersten Woche darum ging, Ihren Körper sanft zur Gesundheit zurückzuführen, ist das Ziel dieser Woche, Körper und Geist zu stimulieren und eine neue Art des Gleichgewichts zu schaffen.

Dabei spielen auch kleine Dinge eine Rolle. Ihr Frühstück können Sie aufpeppen, indem Sie Sesam oder Sonnenblumenkerne darüberstreuen; Quark oder Naturjoghurt kann man mit Kürbiskern- oder Leinöl eine neue Geschmacksrichtung verleihen. In dieser Woche können Sie Ihren Vorratsschrank mit den basischen Produkten intensiv nutzen und so bei jeder Mahlzeit neue Levels hinsichtlich Geschmack und Ernährungswert erreichen.

Denken Sie bei der Fortführung der Kur daran, immer genügend zu trinken – zwei Liter Wasser oder mehr am Tag helfen dabei, die Gifte aus Ihrem Körper auszuschwemmen und den Körper effektiv arbeiten zu lassen.

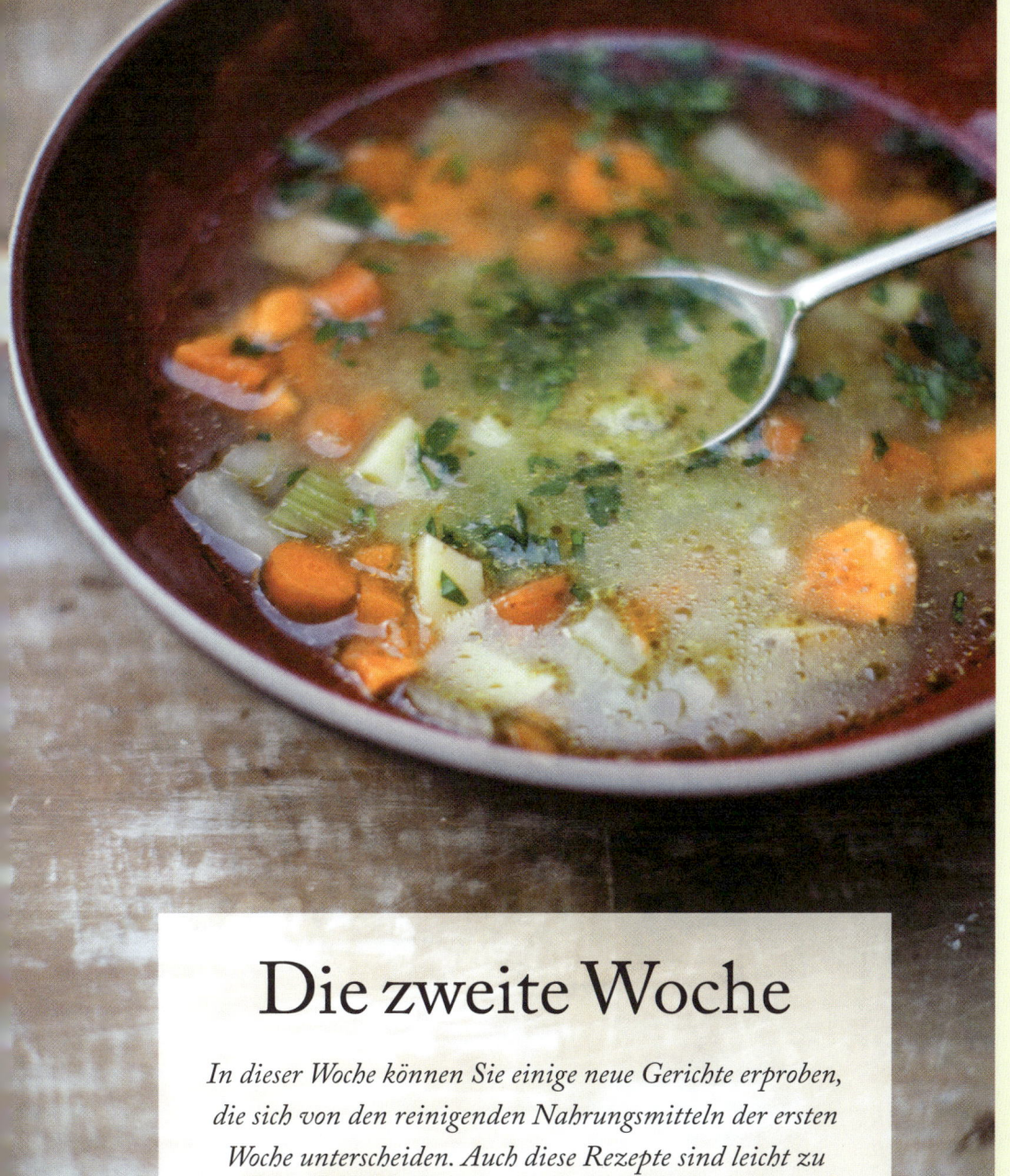

Die zweite Woche

In dieser Woche können Sie einige neue Gerichte erproben, die sich von den reinigenden Nahrungsmitteln der ersten Woche unterscheiden. Auch diese Rezepte sind leicht zu befolgen, greifen aber auf ein breiteres Spektrum an Zutaten zurück und ergeben so reichere, kreativere Mahlzeiten. Je mehr unterschiedliche basische Nahrungsmittel wir zu uns nehmen, desto besser kann unser Körper deren Vorteile nutzen.

EINKAUFSLISTE FÜR DIE ZWEITE WOCHE

Diese Liste soll Ihnen beim Einkaufen für die Mahlzeiten der Tage acht bis vierzehn helfen. Die Mengen beziehen sich auf eine Person. Für mehrere Personen berechnen Sie die Mengen proportional.

Frische Basics:
Diese Lebensmittel werden im Lauf der Woche frisch verwendet, kaufen Sie sie also je nach Bedarf.

Frische Kräuter:
Petersilie, Rosmarin, Salbei, Thymian, Basilikum, Minze, Liebstöckel, Koriandergrün, Dill, Brennnessel, Schafgarbe, Zitronenmelisse, Zitronenverbene, Kamille und Lorbeerblätter

*

Gemüse und Obst:
Ingwer, Kartoffeln, Fenchel, Rote Bete, Staudensellerie, Brokkoli, Frühlingszwiebeln, Zwiebeln, Zucchini, frischer Meerrettich, Zitronen, Karotten und Pastinaken

*

Milchprodukte:
Milch (oder Soja- oder Mandelmilch), Quark, Naturjoghurt, Ziegen- oder Schafsfrischkäse und Butter

*

Außerdem:
Eier und Dinkelbrot oder -toast

Tage acht und neun

geräucherte Makrele (85 g)
*
1 Grapefruit
*
1 Artischocke
*
2 Shiitakepilze
*
10 Zuckerschoten
*
5 Stangen Lauch
*
1 Pak choi
*
2 Stängel Zitronengras
*
grüne Bohnen (75 g)
*
Kokosmilch (250 ml)
*
Reisnudeln oder Tofu (50 g)
*
Sahne oder Crème fraîche
*
Schnittlauch und Thai-Basilikum
*
Senf

Tage zehn, elf und zwölf

Rinderhackfleisch
(85 g; an Tag elf kaufen)

*

1 Orange

*

1 Grapefruit

*

Erdbeeren

*

1 Avocado

*

1 rote Paprikaschote

*

1 Aubergine

*

1 Süßkartoffel

*

1 Knoblauchknolle

*

schwarze Oliven ohne Stein

*

1 Kohlrabi

*

1 Knollensellerie

*

1 Gurke

*

Sahne oder Sojasahne

*

3 Maronen

*

Schnittlauch

Tag dreizehn und vierzehn

1 Lammkotelett (85 g)

*

1 Limette

*

2 Avocados

*

2 frische Feigen

*

1 kleine Melone nach Wahl

*

Beeren nach Wahl

*

1 Gurke

*

1 Grapefruit

*

Sahne oder Sojasahne

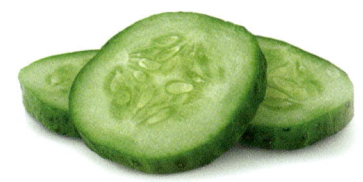

TAG ACHT
Sonntag

Heute ist Gewürztag! Früher wurden Gewürze zur Unterstützung der Körperfunktionen medizinisch eingesetzt. Noch immer bilden viele Gewürze die Grundlage unserer Medizin, und mit ihnen können Sie Ihrer Ernährung Wirkstoffe hinzufügen, die in Ihren täglichen Mahlzeiten vielleicht fehlen. In ihrer natürlichen Form spielen Gewürze eine wertvolle Rolle in unserer Ernährung.

NACH DEM AUFWACHEN
Heißes Wasser mit Zitrone oder Rosmarintee
(Seite 139)

FRÜHSTÜCK
Hirse- und Buchweizenbrei mit Zimt und Ingwer
(Seite 152)

MITTAGESSEN
Gemüsepfanne asiatische Art
(Seite 159)

ABENDESSEN
Lauch-Kartoffel-Suppe
(Seite 145)

SCHLAFENSZEIT
Fencheltee
(Seite 141)

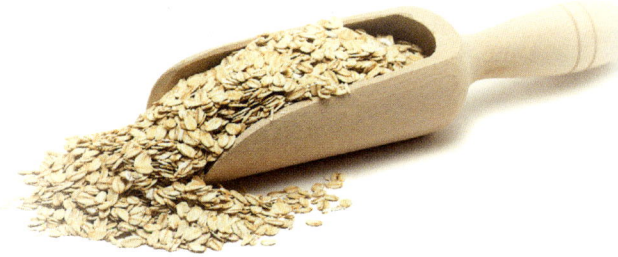

Entspannung – Atemübung

Stellen Sie mit den drei folgenden Atemübungen für den oberen Rumpf, die gut für Bauch, Brust und Schultern sind, Ihre eigene Übungsreihe zusammen. Machen Sie die Übungen möglichst im Freien oder am offenen Fenster.

Setzen Sie sich mit gerade aufgerichtetem Rücken hin und legen Sie die Hände so auf den Bauch, dass sich Ihre Fingerspitzen berühren. Atmen Sie nun tief in den Bauch ein, sodass Sie die Wirkung im Zwerchfell fühlen – Ihre Finger sollten sich auseinanderbewegen. Wiederholen Sie die Übung zehnmal mit ruhigen, langen Atemzügen.

Sitzen Sie wieder mit gerade aufgerichtetem Rücken, legen Sie nun die Hände auf die Brust. Atmen Sie tief ein und fühlen Sie die Stärke Ihrer Lungen. Langsam ausatmen und zehnmal wiederholen.

Legen Sie die Hände auf die Schlüsselbeine und atmen Sie ein. Konzentrieren Sie sich dabei auf den ganzen Oberkörper. Atmen Sie aus und entspannen Sie. Wiederholen Sie dies 20-mal.

Umgebung

Schalten Sie vor dem Schlafengehen den Wecker aus und lassen Sie Ihren Körper entscheiden, wie viel Schlaf Sie wirklich brauchen. Streben Sie an, bei Tagesanbruch von allein aufzuwachen.

In der Küche

Bereiten Sie für das morgige Frühstück den Quark-Paprika-Aufstrich zu (Seite 149).

»Das einzige Nahrungsergänzungsmittel, das ich empfehlen würde, ist Zink, da es vielleicht nicht immer genügend in Ihrer Ernährung vorkommt. Es bringt den Körper dazu, Hydrogencarbonate zu produzieren, ist jedoch hauptsächlich in Austern und rotem Fleisch vorhanden. Einen Zinkmangel bemerkt man nicht unbedingt, obwohl er oft an Haaren und Nägeln zu sehen ist.«

TAG NEUN
Montag

Die Öle, die Sie in der ersten Woche verwendet haben, versorgen Sie mit essenziellen Fettsäuren. Diese tragen dazu bei, dass das, was wir essen, zu Nährstoffen wird. Mischen und variieren Sie die Öle. Leinöl ist das wertvollste essenzielle Öl, weil es reich an Omega-3-Fettsäuren ist und eine ausgezeichnete Grundlage für viele Rezepte darstellt. Aber wenn Sie den Geschmack von Leinöl nicht mögen, können Sie auch Nussöle, Olivenöl oder biologische Öle aus Samen verwenden, da diese ebenfalls sehr nährstoffreich sind.

NACH DEM AUFWACHEN
Heißes Wasser mit Zitrone oder Ingwertee
(Seite 139)

FRÜHSTÜCK
Grapefruit, Quark-Paprika-Aufstrich auf Dinkeltoast oder Knäckebrot
(Seite 149)

MITTAGESSEN
Artischocken mit Kräutervinaigrette
(Seite 160)

ABENDESSEN
Geräucherte Makrele und Gemüse mit Kräuteröl
(Seite 166)

SCHLAFENSZEIT
Zitronenmelissetee
(Seite 141)

Kräftigung – Übung für die Rumpfmuskulatur

Diese Übung hilft, die Koordination zu verbessern, die bei der Kräftigung des Rumpfs eine große Rolle spielt. Knien Sie sich auf Hände und Knie und halten Sie in beiden Händen ein Gewicht. Die Knie befinden sich unter den Hüften, die Hände unter den Schultern. Strecken Sie ein Bein gerade nach hinten zum Boden hin aus und gleichzeitig den entgegengesetzten Arm zum Boden vor Ihnen. Heben Sie nun den ausgestreckten Arm und das ausgestreckte Bein auf Höhe von Schulter und Hüfte. Die Handfläche zeigt nach unten. Lassen Sie Arm und Bein wieder zu Boden sinken.

Heben und senken Sie Arm und Bein fünfmal, dann wechseln Sie die Seiten.

Schönheit – warme Leberkompresse

Legen Sie vor dem Schlafen eine warme Kompresse auf Ihre Leber: Wickeln Sie ein angefeuchtetes Geschirrtuch um eine mit warmem Wasser gefüllte Wärmflasche. Legen Sie sich hin und platzieren Sie die Kompresse unter Ihre Rippen an der rechten Seite. Lassen Sie sie 15 Minuten oder sogar die ganze Nacht wirken.

In der Küche

Bereiten Sie für das morgige Abendessen Karotten-Ingwer-Suppe (Seite 146) und mediterranen Gemüseaufstrich (Seite 148) zu.

Bereiten Sie den Mayr-Gemüsetee zu (Seite 138).

»*Schwitzen ist gut für Sie. Trainieren Sie das Schwitzen, dadurch werden Säuren ausgeschwemmt.*«

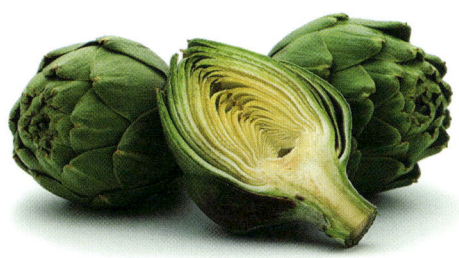

TAG ZEHN
Dienstag

Die meisten Menschen haben sich angewöhnt, zu viel zu essen. Verringern Sie die Größe Ihrer Portionen. Lassen Sie sich in Restaurants nicht in Versuchung führen, den Teller leer zu essen, und verwenden Sie zu Hause lieber kleine als große Teller. Variieren Sie Ihre Ernährung, um Ihre Mahlzeiten interessant zu gestalten. Essen Sie langsam, so verzehren Sie in der gleichen Zeit weniger. Legen Sie zwischen den Bissen ab und zu Ihr Besteck zur Seite.

NACH DEM AUFWACHEN
Heißes Wasser mit Zitrone oder Thymiantee
(Seite 139)

FRÜHSTÜCK
Frischer Joghurt mit Honig und Omega-Mischung
(Seite 150)

MITTAGESSEN
Gefüllte Paprika mit Bulgur und Nüssen
(Seite 160)

ABENDESSEN
Karotten-Ingwer-Suppe
(Seite 146)
Mediterraner Aufstrich auf Dinkeltoast oder Knäckebrot
(Seite 148)

SCHLAFENSZEIT
Zitronenmelissentee
(Seite 141)

Herz-Kreislauf-Übung

Gehen Sie heute mindestens ½ Stunde joggen oder im Fitnessstudio auf einen Cross-Trainer. Variieren Sie beim Joggen Ihr Tempo: Alle 5 Minuten erhöhen Sie die Geschwindigkeit für 1 Minute um etwa 30 Prozent, dann werden Sie wieder langsamer.

Umgebung

Kaufen Sie Pflanzen fürs Haus. Pflanzen verbessern den Sauerstoffgehalt in Ihrer Wohnung und geben den Räumen etwas Beruhigendes.

In der Küche

Weichen Sie für das morgige Frühstück getrocknete Aprikosen in heißem Kräutertee ein (Seite 150).

Bereiten Sie Kräuteraufstrich für das morgige Abendessen zu (Seite 149).

*»Wenn Sie nicht schlafen können,
sehen Sie es als Vorteil an – Sie haben mehr Zeit!
Entspannen Sie sich und genießen Sie den sanften und
ruhigen Rhythmus Ihrer Gedanken.
Sehen Sie zu, wie diese vorbeiziehen,
ohne dass Sie sich darin einmischen.
Überlassen Sie sich dem Fluss. Sie müssen nicht schlafen,
um entspannt und ausgeruht zu sein.«*

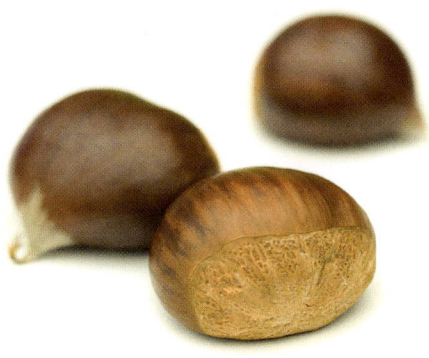

TAG ELF
Mittwoch

Behalten Sie Ihre Routinen bei – die Bewegungsübungen, das Vorbereiten der Mahlzeiten, das Trockenbürsten der Haut, das Baden, das Schlafen. Routinen üben eine starke Kraft aus. Wenn Ihr Leben regelmäßig verläuft, kann sich der Körper besser darauf vorbereiten. Hormone haben einen 24-Stunden-Rhythmus, und ihre Produktion kann leicht durcheinandergeraten. Zur Wiederherstellung ihres Gleichgewichts sind regelmäßige Abläufe nötig.

NACH DEM AUFWACHEN
Heißes Wasser mit Zitrone oder Salbeitee
(Seite 139)

FRÜHSTÜCK
Ziegenfrischkäse auf Dinkeltoast oder Knäckebrot
In Kräutertee eingeweichte Aprikosen
(Seite 150)

MITTAGESSEN
Würzige Fleischbällchen mit Zaziki
(Seite 161)
Erdbeeren

ABENDESSEN
Warmer Salat aus Kohlrabi, Brokkoli und Sellerie in Kräuteröl
(Seite 166)
Kräuteraufstrich auf Dinkeltoast oder Knäckebrot
(Seite 149)

SCHLAFENSZEIT
Schafgarbentee
(Seite 141)

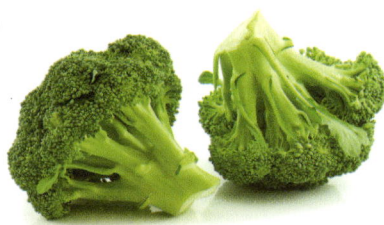

Entspannung – Atemübung

Sitzen Sie in bequemer, aufrechter Haltung. Schließen Sie die Augen und atmen Sie ganz natürlich. Legen Sie die rechte Hand auf das rechte Knie, die Hand bleibt entspannt und geöffnet.

Heben Sie die linke Hand und legen Sie den Daumen sanft gegen das linke Nasenloch. Atmen Sie langsam tief durch das rechte Nasenloch ein. Nun schließen Sie das rechte Nasenloch mit dem Ringfinger der linken Hand, lassen den Finger 1 Sekunde in dieser Haltung, nehmen ihn wieder weg und atmen durch das rechte Nasenloch aus, bis Ihre Lungen leer sind.

Wiederholen Sie diese Übung fünfmal, dann wechseln Sie die Seiten und atmen durch das linke Nasenloch ein und aus. Wiederholen Sie auch dies fünfmal.

Schönheit – basische Gesichtsmaske

Mit Quark und Honig können Sie leicht eine basische Gesichtsmaske herstellen. Honig wirkt antibakteriell und antioxidativ, während Quark die Haut beruhigt. Mischen Sie je 1 TL von beidem, tragen Sie die Mischung aufs Gesicht auf und lassen Sie die Maske 10 Minuten wirken, bevor Sie sie abspülen.

In der Küche

Bereiten Sie für das morgige Abendessen Fenchel-Dill-Suppe vor (Seite 146).

Bereiten Sie Kräuteraufstrich zu (Seite 149; falls Sie Nachschub brauchen).

Bereiten Sie den Mayr-Gemüsetee zu (Seite 138).

> »*Unser Atem hilft uns, unseren Körper bewusst wahrzunehmen, uns auf unsere Mitte, unseren Bauch und unseren Rumpf zu konzentrieren. Nehmen Sie sich auch im Büro 5 Minuten Zeit, öffnen Sie ein Fenster, legen Sie die Hände auf die Knie und atmen Sie in verschiedenen Geschwindigkeiten – schnell, als würden Sie lachen, langsam und tief, um einen Rhythmus herzustellen. Folgen Sie Ihrem Herzschlag, denken Sie daran, wer Sie sind.*«

TAG ZWÖLF
Donnerstag

Gegen Ende Ihres 14-tägigen Programms werden Sie erfreut feststellen, dass Ihr Körper wieder zu seinen natürlichen Rhythmen und Prozessen gefunden hat. Sie werden sich weniger gestresst fühlen, mehr Energie und eine positivere Grundstimmung haben. Wahrscheinlich wird Ihnen das basische Essen langsam zur Selbstverständlichkeit. Sie spüren den Zusammenhang zwischen gesunden Nahrungsmitteln und Ihrem Wohlbefinden und haben keine Gelüste mehr nach ungesunden Snacks wie vor der Kur.

NACH DEM AUFWACHEN
Heißes Wasser mit Zitrone oder Pfefferminztee
(Seite 139)

FRÜHSTÜCK
Grapefruit
Hirse- und Buchweizenbrei mit Zimt und Ingwer
(Seite 152)

MITTAGESSEN
Quinoa-Risotto
(Seite 162)

ABENDESSEN
Fenchel-Dill-Suppe
(Seite 146)
Kräuteraufstrich auf Dinkeltoast oder Knäckebrot
(Seite 149)

SCHLAFENSZEIT
Schafgarbentee
(Seite 141)

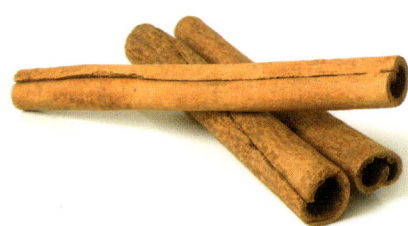

Kräftigung – Übung für die Rumpfmuskulatur
Bei dieser »Bridging« genannten Übung wird die Wirbelsäule Wirbel für Wirbel vom Boden abgehoben. Langsam ausgeführt, stärkt dies Ihre Rumpfmuskulatur.

Sie liegen flach auf dem Boden, die Knie gebeugt, die Füße hüftbreit aufgestellt. Atmen Sie ein. Beim Ausatmen kippen Sie Ihr Becken so, dass der untere Rücken sich in die Matte drückt und das Schambein sich Richtung Zimmerdecke hebt. Atmen Sie ein. Beim Ausatmen langsam den Rücken zurück auf die Matte sinken lassen.

Bei jeder Wiederholung heben Sie die Wirbelsäule etwas weiter vom Boden ab, bis Sie den ganzen Bauchraum bis zu den Schulterblättern in der Luft halten. Stellung halten und einatmen. Beim Ausatmen kehren Sie die Bewegung sanft um.

Umgebung	In der Küche
Sie haben Ihren Körper gereinigt, reinigen Sie jetzt Ihr Zuhause. Befreien Sie es von Dingen, die Sie nicht mehr brauchen, und schaffen Sie sich eine aufgeräumte, klare Umgebung.	Bereiten Sie für das morgige Frühstück Schafskäse-Meerrettich-Aufstrich vor (Seite 148).

> *»Schalten Sie in Ihrem Schlafzimmer alle elektronischen Geräte aus. Das beste Licht für uns ist immer noch Kerzenlicht. Unsere Vorfahren versammelten sich um ein offenes Feuer, um sich zu treffen und miteinander zu reden und auf dieses Licht sind wir immer noch am besten eingestellt.«*

TAG DREIZEHN
Freitag

Hören Sie auf die Rhythmen Ihres Körpers und gewöhnen Sie sich einen besseren Lebensstil an. Ihr Körper wird Ihnen sagen, was er braucht, aber Sie müssen seine Botschaften erkennen und dürfen nicht wieder in schlechte Gewohnheiten zurückfallen. Wenn Sie sich zum Beispiel müde fühlen und nicht bei der Arbeit sind oder gerade etwas Wichtiges zu tun haben, legen Sie sich hin und gönnen Sie sich ein Nickerchen.

NACH DEM AUFWACHEN
Heißes Wasser mit Zitrone oder Brennnesseltee
(Seite 140)

FRÜHSTÜCK
Melone
Schafskäse-Meerrettich-Aufstrich auf Dinkeltoast oder Knäckebrot
(Seite 148)

MITTAGESSEN
Kartoffelgratin mit Zwiebeln und Muskatnuss
(Seite 163)

ABENDESSEN
Gebackene Rote Bete mit Walnussöl und Kümmel
(Seite 167)
Fenchel-Zucchini-Gemüse mit Zitrone
(Seite 167)

SCHLAFENSZEIT
Kamillentee
(Seite 141)

Herz-Kreislauf-Übung

Fahren Sie heute draußen Fahrrad oder radeln Sie auf einem Heimtrainer. Fahren Sie möglichst ½ Stunde und verändern Sie die Anforderungen wenn möglich mit verschiedenen Steigungen und Gängen. Radfahren durchblutet und stärkt Beine, Hüften und Po. Es ist weniger anstrengend als Joggen und kann auch Rückenschmerzen und Muskelverspannungen in den Füßen und Knien lindern.

Schönheit – Milch-Honig-Bad

Geben Sie in Ihr warmes Badewasser 2 l Milch und 350 g Honig. Baden Sie darin mindestens 15 Minuten. Danach wird Ihre Haut strahlend aussehen und sich wie Seide anfühlen.

In der Küche

Bereiten Sie den Mayr-Gemüsetee zu (Seite 138). Kochen Sie für das morgige Abendessen basische Minestrone (Seite 142).

> »Kalium spielt eine wesentliche Rolle beim Ausspülen der Säuren aus dem Körper. Sobald Sie basisch sind, wird Ihr Körper aus dem Gemüse, das Sie essen, noch besser Nutzen ziehen können.«

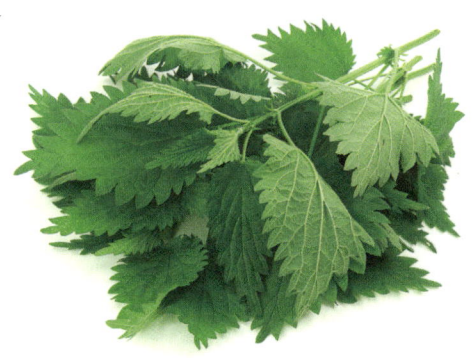

TAG VIERZEHN
Samstag

Gut gemacht! Sie fühlen sich voller Energie und Vitalität – ein neues Ich. Genießen Sie dieses Wohlgefühl und denken Sie an all die Veränderungen, die in den letzten zwei Wochen eingetreten sind. Schimpfen Sie nicht mit sich, wenn es immer noch Dinge gibt, die Sie ändern wollen. Sie sind ja erst am Beginn eines wunderbaren Neuanfangs. Machen Sie weiter so, und Sie werden noch selbst überrascht sein, wie gut Sie sich fühlen können.

NACH DEM AUFWACHEN
Heißes Wasser mit Zitrone oder Zitronenverbenentee
(Seite 140)

FRÜHSTÜCK
Frische Beeren und Melone
Avocadoaufstrich auf Dinkeltoast oder Knäckebrot
(Seite 149)

MITTAGESSEN
Gegrilltes Lammkotelett mit Salat aus Fenchel, Gurke,
Grapefruit und Feigen
(Seite 163)

ABENDESSEN
Basische Minestrone
(Seite 142)

SCHLAFENSZEIT
Kamillentee
(Seite 141)

Bewegung
Als Belohnung für Ihre harte Arbeit in den letzten zwei Wochen machen Sie heute Abend einen schönen Spaziergang und genießen das Gefühl Ihres basischen Körpers.

Belohnung
Gönnen Sie sich eine Reflexzonenmassage. Dabei werden Bereiche an Ihren Füßen massiert, die mit bestimmten Körperteilen zusammenhängen, sodass diese entspannen und der Energiefluss angeregt wird. Die Durchblutung wird gefördert und ein allgemeiner Heileffekt tritt ein.

> *»Das moderne Leben ist sauer. Akzeptieren Sie dies. Sehen Sie es als eine Tatsache an, dann können Sie Ihr Leben wieder in positive Bahnen lenken. Dazu müssen Sie nicht alles aufgeben, Sie brauchen nur ein paar bessere Alternativen, das ist alles. Genießen Sie es.«*

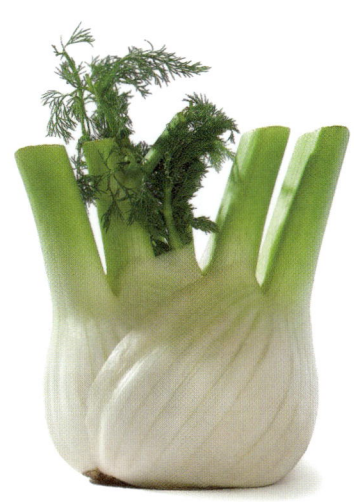

NACH DER KUR

Es gibt vieles, was sich nach Beendigung Ihrer Basenkur positiv verändert haben wird. Vielleicht haben Sie nach der Reinigung auch Gewicht verloren, oder Sie sind jetzt körperlich und mental agiler. Vielleicht fühlen Sie sich beweglicher und haben weniger Schmerzen. Wie Sie sehen, können ein paar kleine Veränderungen dramatische Auswirkungen haben, die auf diese Art besser erreichbar sind, als wenn man versucht, alles an einem Nachmittag oder auch in einem Monat zu erreichen. Und denken Sie daran, dass Ihre neu erworbene basische Ernährungsweise nicht nur für 14 Tage gelten soll – sie ist ein Lebensstil, nicht eine einmalige Entgiftung. Machen Sie weiter, und Sie werden staunen, wie viel besser Sie sich noch fühlen werden.

Hoffentlich haben Sie genug Tipps mitgenommen, um Ihr Körpersystem im Gleichgewicht zu halten, und hoffentlich haben Sie die Kur genossen. Denken Sie daran zu entschleunigen, gut zu kauen und in Ruhe zu genießen, was Sie essen. Hören Sie auf Ihren Körper und essen Sie nur die Nahrungsmittel, nach deren Verzehr sich Ihr Körper gut und gesund fühlt. Versuchen Sie, mindestens jeden zweiten Tag Bewegungsübungen zu machen – was Sie machen, ist nicht so wichtig, die Bewegung an sich ist die Hauptsache. Bauen Sie sich im Alltagstrubel eine gute Routine auf, die Sie leicht in Ihr Leben integrieren können und die Sie nicht überfordert. Ihr Körper wird Ihre positiven Gewohnheiten mit mehr Kraft und Energie belohnen.

Eine regelmäßige Kur
Wenn Sie die Basenkur regelmäßig wiederholen, wird Ihnen das helfen, ein neues Selbstverständnis zu etablieren und Ihre Disziplin zu stärken. Aber weil Sie und Ihr Körper sich verändert haben, werden Ihre Erfahrungen jedes Mal etwas anders sein.

Die Basenkur sollte ein Teil Ihrer jährlichen Routine werden – wie ein Sommerurlaub. »Buchen« Sie bei sich selbst jedes Jahr wieder eine Basenkur, aber verlängern Sie sie auf drei Wochen Reinigungsprogramm. Bis dahin werden hoffentlich viele der Prinzipien in diesem Buch zu einem festen Bestandteil Ihres Alltags geworden sein, und Sie werden merken, welch lebensverändernden Nutzen der basische Lebensstil hat.

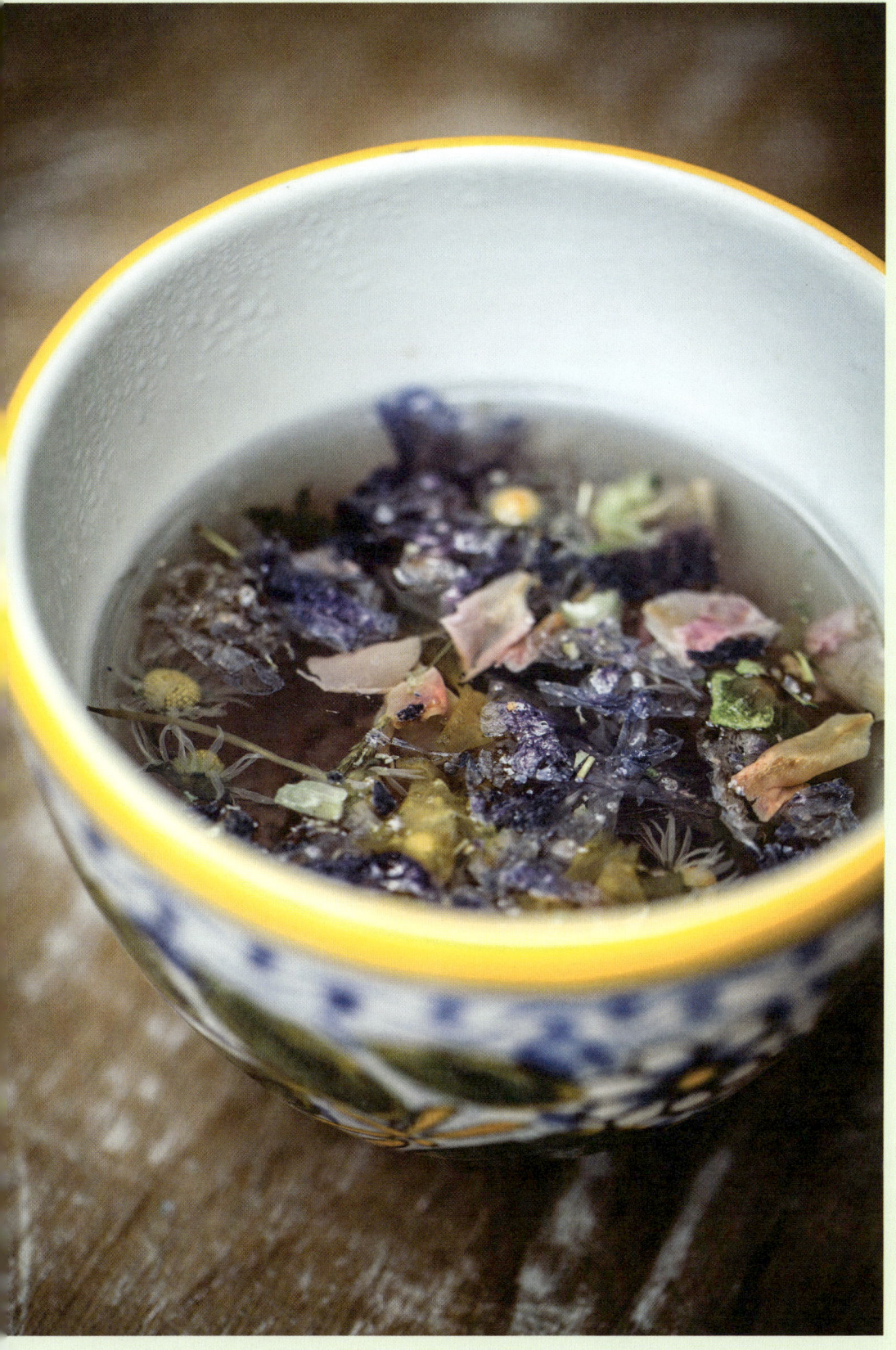

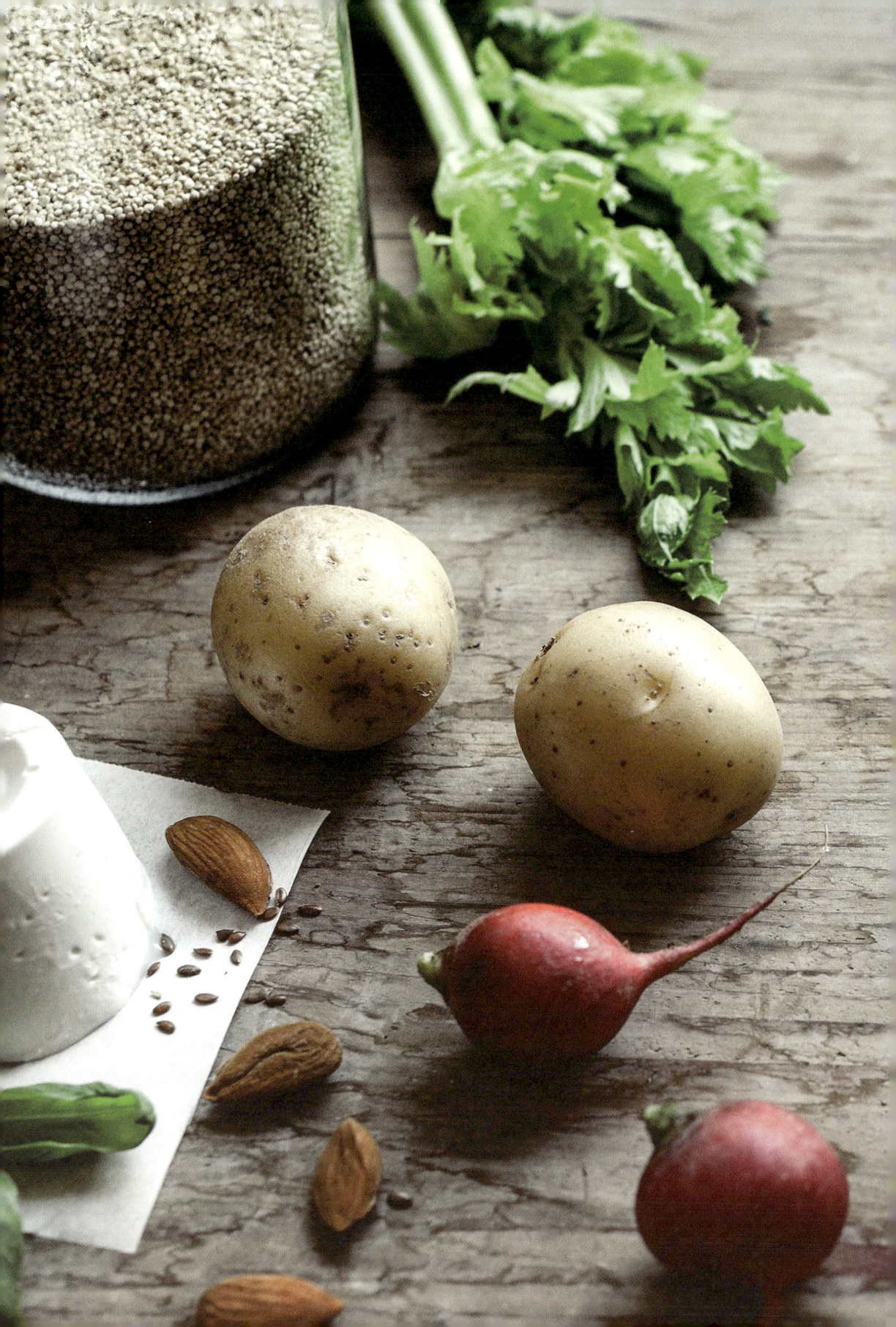

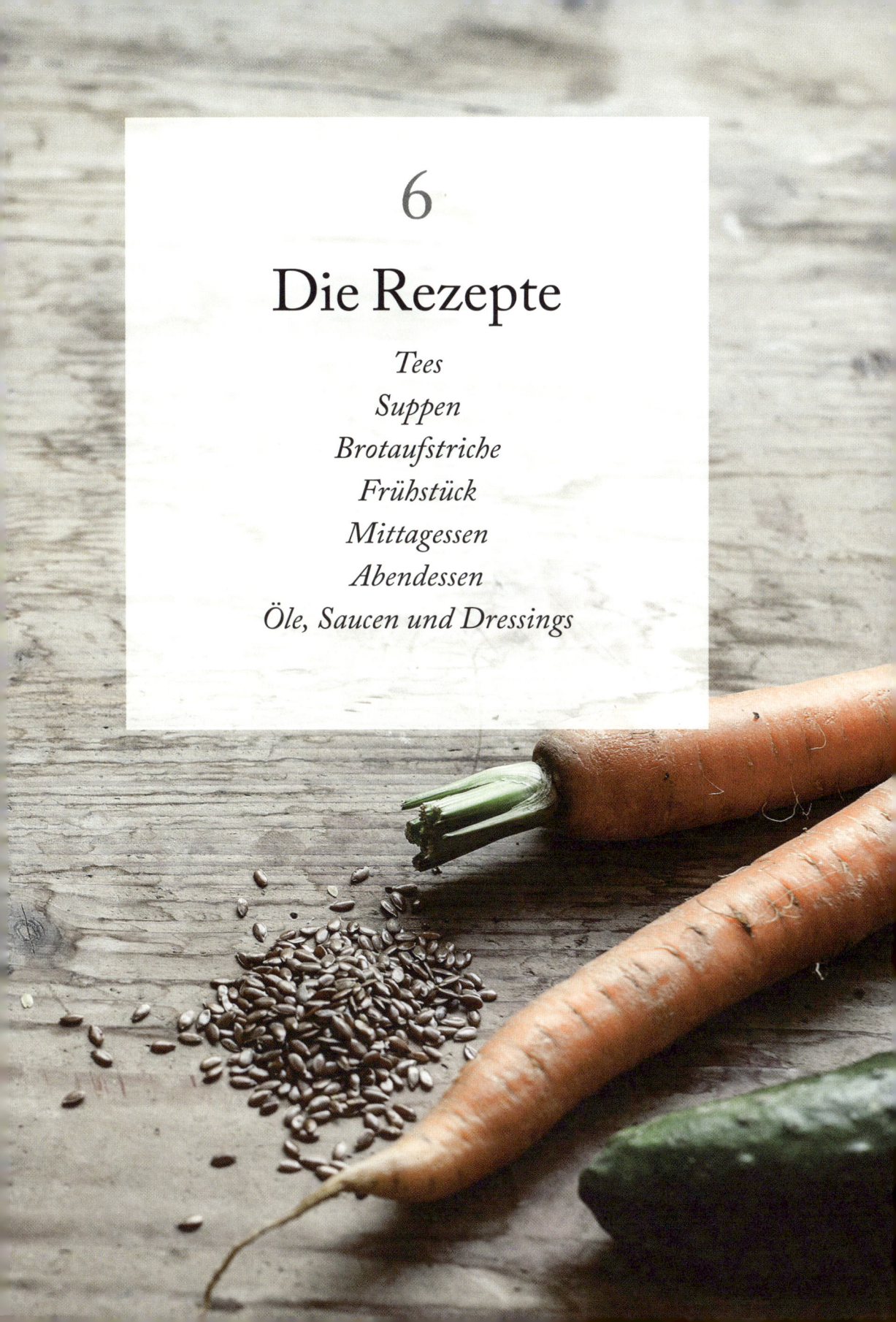

6
Die Rezepte

Tees
Suppen
Brotaufstriche
Frühstück
Mittagessen
Abendessen
Öle, Saucen und Dressings

TEES

Tees sind eine ausgezeichnete Methode, dafür zu sorgen, dass Ihr Körper über den Tag verteilt genug Flüssigkeit bekommt. Außerdem bieten sie noch zahlreiche weitere Vorteile. Neben den hier empfohlenen Tees gibt es noch viele andere großartige basische Teesorten, die Sie auch verwenden können, zum Beispiel Rosenknospen-, Lavendel-, Rooibos- oder Yerba-Mate-Tee. Wenn Sie sich Ihren eigenen Kräutertee mit frischen Kräutern oder Wurzeln zubereiten, geben Sie einfach 250 ml kochendes Wasser auf 1 EL frische Kräuter oder 1 TL getrocknete Kräuter oder geriebene Wurzel. Lassen Sie die Kräuter bis zu 3 Minuten ziehen und seihen Sie sie ab.

MAYR-GEMÜSETEE

Sie können basisches Gemüse und Gewürze entsprechend der Saison verwenden. Rhabarber ist auch eine gute basische Ergänzung, wenn Sie keinen Liebstöckel bekommen. Trinken Sie diesen Tee über den Tag verteilt, um immer ausreichend mit Flüssigkeit versorgt zu sein.

- 1 Karotte, zerkleinert
- 1 Stange Sellerie, zerkleinert
- 1 Kartoffel, gewaschen und zerkleinert
- ½ Knolle Fenchel, zerkleinert
- 1 Stiel Brokkoli, zerkleinert
- Petersilienstängel
- 1 TL Wacholderbeeren
- 1 EL gehackter frischer Liebstöckel
- 1 EL gehackte frische Petersilie
- 1 EL Fenchelsamen
- 1 TL Koriandersamen
- 1 TL Kreuzkümmelsamen
- 4 Lorbeerblätter

1 l Wasser in einem großen Topf zum Kochen bringen. Das Gemüse in dem Wasser 10 Minuten köcheln lassen, dann die Gewürze hinzufügen. Zugedeckt weitere 30 Minuten köcheln lassen, dann den Herd ausschalten. Den Tee noch 10 Minuten ziehen lassen, dann abseihen und über den Tag verteilt trinken – heiß oder kalt.

MORGENTEES

Ihr Körper ist nach dem Nachtschlaf auf Verdauung eingestellt. Um ihn in Schwung zu bringen, ist eine Tasse heißes Wasser mit (oder auch ohne) ein paar Tropfen Zitronen- oder Limettensaft als Erstes am Morgen die Entsprechung dazu, sich den Schlaf aus den Augen zu reiben. Trinken Sie das heiße Wasser am besten ½ Stunde vor dem Frühstück. Außerdem können Sie einen der folgenden Morgentees genießen, um munter zu werden.

Rosmarin
Rosmarin wirkt belebend und durchblutungsfördernd. Er regt die Verdauung an und verbessert die kognitiven Funktionen.

Ingwer
Ingwer ist dafür bekannt, verdauungsfördernd zu wirken und Übelkeit zu lindern. Er hat jedoch noch andere positive Wirkungen. Er steckt voller Antioxidantien, wirkt entzündungshemmend, hilft bei Atemproblemen und gegen Stress. Außerdem fördert Ingwer die Durchblutung, worauf das Gefühl der Erwärmung zurückzuführen ist, das Sie beim Genuss von Ingwertee spüren.

Thymian
Thymian ist ein bemerkenswertes Kraut. Er kann nicht nur Verschleimungen im Brustraum lösen, Blähungen und Völlegefühle erleichtern und als harntreibendes Mittel dienen, er steckt auch voller Antioxidantien, Vitamin K und wichtiger Mineralstoffe wie Eisen, Mangan und Kalzium.

Salbei
Salbei enthält viele Antioxidantien. Diese verteidigen Ihren Körper gegen schädliche freie Radikale, die die Zellen angreifen und so zu Herzerkrankungen, Krebs und vorzeitigem Altern führen können. Salbei hilft auch bei Entzündungen und Magen-Darm-Problemen.

Pfefferminze
Pfefferminztee fördert die Verdauung und lindert Magenprobleme und Übelkeit. Pfefferminze enthält Kalzium, Vitamin B und Kalium, wodurch das Immunsystem gestärkt wird. Außerdem wirkt Pfefferminztee beruhigend, was ihn auch zu einem guten Abendtee macht.

Brennnessel
Die Brennnessel hat antiseptische und antimikrobielle Eigenschaften und enthält viele wertvolle Vitamine und Mineralstoffe, zum Beispiel Eisen, Kalium und Magnesium sowie Phytochemikalien, die viele der freien Radikalen angreifen, denen wir ständig ausgesetzt sind. Achten Sie jedoch darauf, nicht zu viel Brennnesseltee zu trinken, da er auf den Blutzucker und den Blutdruck wirken und so Unruhe und Schlaflosigkeit und eine verstärkte Blutgerinnung hervorrufen kann – vor allem wenn Sie Medikamente gegen eines dieser Leiden nehmen.

Zitronenverbene
Zitronenverbene wirkt beruhigend auf das Nervensystem und kann sogar Stress und Symptome von Depression lindern. Außerdem fördert das Kraut die Verdauung und hilft bei Darmproblemen wie Übelkeit und Durchfall.

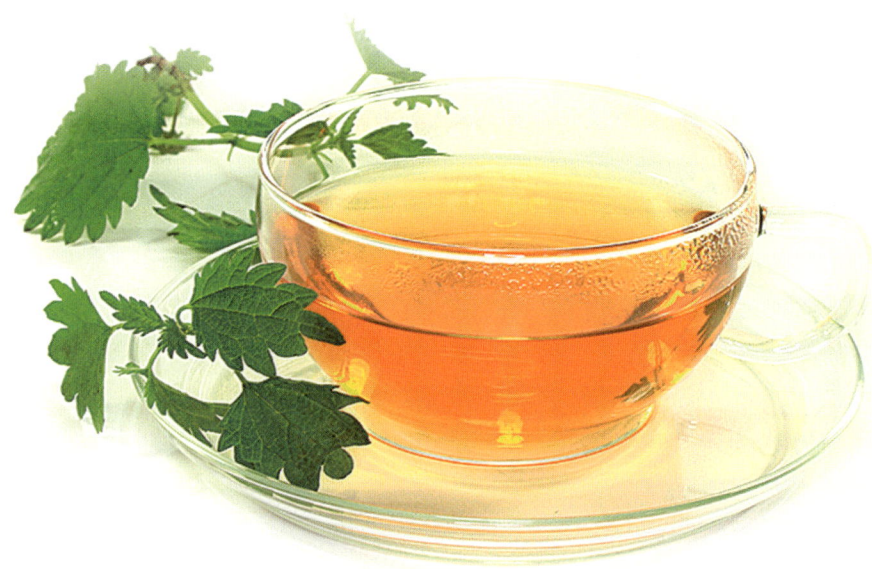

ABENDTEES

Nachdem Sie zu Abend gegessen und Ihre täglichen Aufgaben erledigt haben, entspannen Sie und schalten bei einem Abendtee ab. Die folgenden Tees sind bekannt für ihre verdauungsfördernde und beruhigende Wirkung und bereiten Sie so auf die Nachtruhe vor.

Zitronenmelisse
Zitronenmelisse ist aufgrund ihrer beruhigenden Eigenschaft ein ausgezeichneter Abendtee. Er hilft bei vielen Leiden von nervöser Unruhe über Verdauungsprobleme und Herzklopfen bis zu Virusinfektionen. Zitronenmelisse fördert auch den Schlaf, versuchen Sie es also mit einer Tasse, bevor Sie sich zur Ruhe begeben.

Schafgarbe
Schon in alten Zeiten setzte man Schafgarbe zur Behandlung und besseren Heilung von Wunden ein, sie hat jedoch noch viele andere Wirkungen. Schafgarbe hilft dem Körper zu schwitzen, indem sie die Poren der Haut entspannt und die Durchblutung anregt. Auch bei Verdauungsproblemen wird sie verwendet; sie bringt den Darm in Schwung und lindert Blähungen und Krämpfe.

Kamille
Kamille ist allgemein bekannt als Einschlafhilfe und so ein sehr entspannender Abendtee. Außerdem beruhigt die Kamille Magen und Darm und reguliert die Verdauung. Sie hat antibakterielle Eigenschaften und kann zur Behandlung von Wunden und gegen Erkältungen eingesetzt werden.

Fenchel
Einen Fencheltee können Sie entweder aus Fenchelsamen, den zarten, gefiederten Blättern, der Wurzel oder aus einer Kombination aller drei Pflanzenteile herstellen. Den Tee sollte man sofort trinken, um auch einen Nutzen von den flüchtigeren Inhaltsstoffen zu haben. Fenchel wird seit jeher gegen Verdauungsprobleme, Krämpfe und Blähungen eingesetzt. Er wirkt auch harntreibend, schmerzlindernd und hat antimikrobielle Eigenschaften.

SUPPEN

Suppen müssen nicht langweilig sein. Sie können sie aufpeppen, indem Sie vor dem Servieren frische Kräuter oder Leinsamen, Nuss- oder Olivenöl hinzugeben. Pürieren Sie die Suppe, um sie cremiger und leichter verdaulich zu machen. Suppen sind auch ein gutes Mittel, um Ihren Speiseplan mit den unterschiedlichsten Gemüsesorten zu bereichern. Sie können am Vorabend zubereitet und dann entweder am Arbeitsplatz oder zu Hause aufgewärmt werden. Auch weil Suppen, die etwas raffinierter sein sollen, ein wenig Vorbereitungszeit benötigen, ist es eine gute Idee, sie im Voraus zuzubereiten.

ⓥ BASISCHE MINESTRONE

Dies ist unser Universalrezept für eine gute basische Suppe. Es reicht für mehrere Tage. Sie können die Suppe mittags oder abends in Ihren Speiseplan aufnehmen. Sie ist herzhaft, nahrhaft, gesund und köstlich. Bei der Auswahl der Gemüsesorten sollten Sie auf jeden Fall frische saisonale Ware bevorzugen und die Suppen so variieren. Sie können das Kochwasser von anderem Gemüse für die Suppe verwenden. Dieses Rezept reicht für zwei oder drei Tage. Wenn Sie nichts anderes essen, ist das ein großer Schritt auf Ihrem Weg zu einem basischen Lebensstil.

1 l Wasser oder Biogemüsebrühe	1 Rote Bete, geschält und klein geschnitten
1 mittelgroße Kartoffel, geschält und klein geschnitten	1 Stange Sellerie, klein geschnitten
1 Karotte, geschält und klein geschnitten	50 g Frühlingszwiebeln, in Ringe geschnitten
1 Pastinake, geschält und klein geschnitten	150 ml Sahne
	Stein- oder Meersalz

Das Wasser oder die Brühe in einem großen Topf zum Kochen bringen, dann die klein geschnittene Kartoffel und sämtliches Gemüse hinzufügen. Die Suppe etwa 15 Minuten oder bis das Gemüse gar ist köcheln lassen.

Wenn die Suppe püriert werden soll, vorsichtig in eine Küchenmaschine füllen oder einen Stabmixer verwenden. Sahne und Salz nach Geschmack hinzufügen.

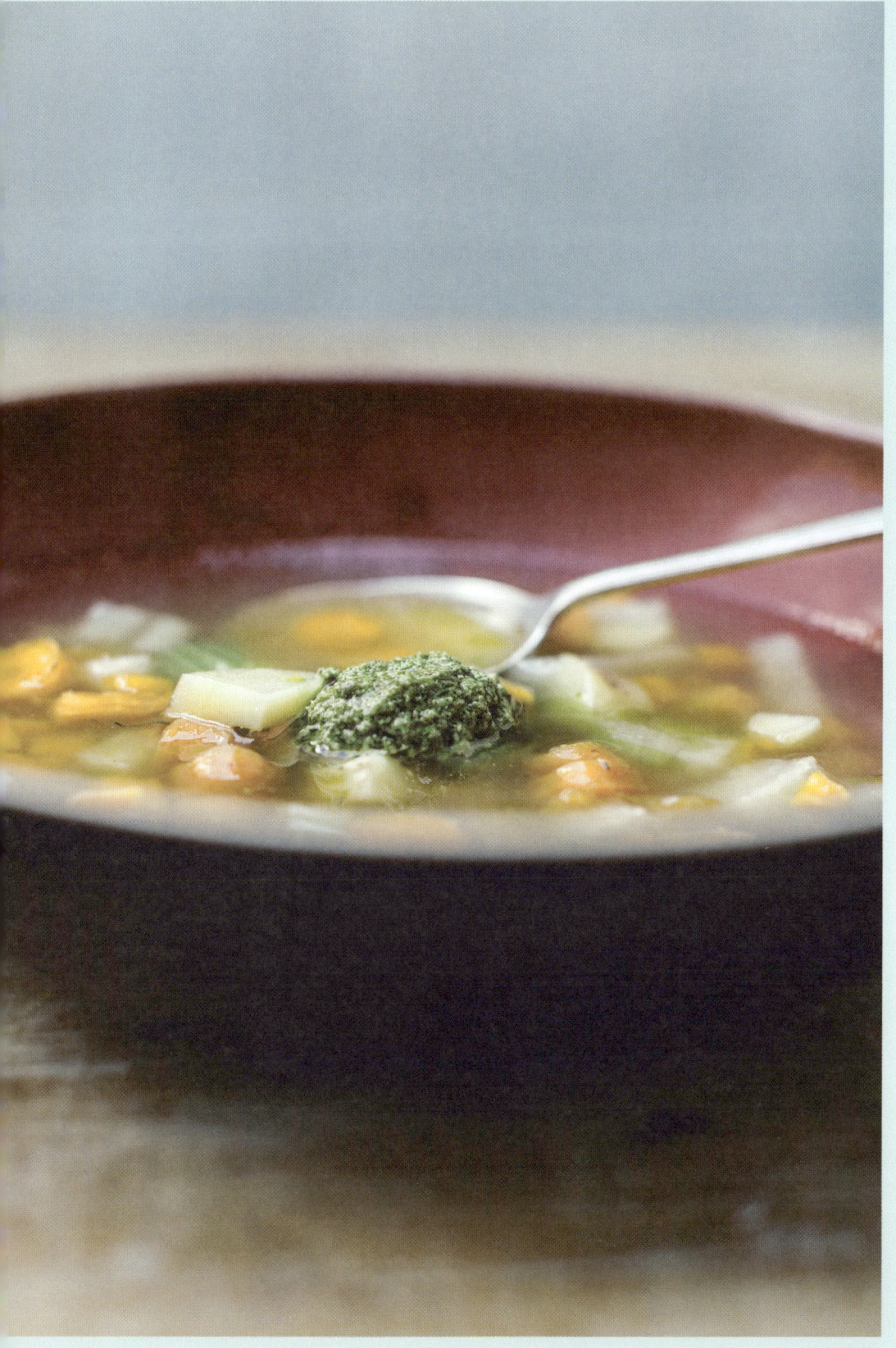

Ⓥ SELLERIESUPPE

1 Staude Sellerie, geputzt
1 Kartoffel, geschält
1 Bund Petersilie
Stein- oder Meersalz
1 EL Quark

Sellerie und Kartoffel in kleine Stücke schneiden. Die Petersilie waschen. Die Blätter hacken, die Stiele beiseitelegen. Sellerie, Kartoffel und Petersilienstängel in einen Topf mit 1 l heißem Wasser geben und 20 Minuten köcheln lassen.

Sobald das Gemüse weich ist, die Suppe vom Herd nehmen und in der Küchenmaschine oder mit dem Stabmixer pürieren, bis sie glatt ist. Nach Geschmack mit Stein- oder Meersalz würzen. Die Petersilienblätter über die Suppe streuen und 1 EL Quark daraufsetzen.

Ⓥ KRÄUTERSUPPE

Mit Kräutersuppen können Sie die Vorzüge der Kräuter, die Sie im Garten oder Kühlschrank haben, optimal nutzen; dies gilt vor allem für Petersilie, Liebstöckel und Sauerampfer. Die Suppe kann auch mit etwas Spinat angereichert werden. Damit sie eine schöne grüne Farbe erhält, geben Sie die Kräuter erst in die fertig gegarte Suppe. Die Petersilien- und Korianderstiele sollten Sie aber wegen des Geschmacks gleich zu Beginn des Kochvorgangs zugeben. Verwenden Sie eine Mischung verschiedener Kräuter für diese Suppe.

2 mittelgroße Kartoffeln, geschält
1 l Wasser oder Biogemüsebrühe
frische Kräuter wie Petersilie, Basilikum, Kerbel, Thymian,
Koriandergrün, Liebstöckel, Rosmarin
Muskatnuss, frisch gerieben
Stein- oder Meersalz

Die Kartoffeln in kleine Stücke schneiden, von Koriandergrün und Petersilie die Stiele abschneiden. Kartoffeln und Kräuterstiele in dem Wasser oder der Brühe weich kochen. Währenddessen die Kräuterblätter grob hacken. Die Suppe in der Küchenmaschine oder mit dem Stabmixer pürieren, die frischen Kräuter dazugeben und pürieren, bis die Suppe eine schöne grüne Farbe hat. Mit Muskatnuss und Salz würzen.

ⓥ SPINAT-MUSKATNUSS-SUPPE

Dies ist unsere schnellste Suppe, und sie ist reich an Eisen. Sie können sie variieren, indem Sie Kräuter hinzufügen, zum Beispiel Petersilie, Koriandergrün oder Dill. Sie können die Suppe auch mit einem kleinen Stück Butter oder etwas Sahne verfeinern, ohne dass ihre basische Eigenschaft verloren geht.

- 1 l Wasser oder Biogemüsebrühe
- 450 g frischer Biospinat, gewaschen
- Stein- oder Meersalz
- Muskatnuss, frisch gerieben

Das Wasser oder die Brühe in einem großen Topf zum Kochen bringen. Den Spinat hinzufügen und 1 Minute aufwallen lassen. Dann die Suppe in der Küchenmaschine pürieren, bis sie glatt ist. Nach Geschmack mit Salz und frisch geriebener Muskatnuss würzen.

ⓥ LAUCH-KARTOFFEL-SUPPE

Die Kartoffel-Lauch-Suppe, die bei Verwendung von mehr Sahne auch Vichyssoise genannt wird, ist eine klassische, stark basische Suppe. Traditionell wird sie im Sommer kalt und im Winter heiß serviert.

- 2 EL Butter
- 1 mittelgroße Zwiebel, geschält und gewürfelt
- 4 Kartoffeln, geschält und gewürfelt
- 4 Stangen Lauch, gewaschen und in feine Ringe geschnitten
- 1 l Wasser oder Biogemüsebrühe
- 250 ml Milch
- Stein- oder Meersalz
- Pfeffer, frisch gemahlen
- Schnittlauchröllchen oder Petersilie, gehackt
- Sahne oder Crème fraîche (nach Belieben)

Die Butter in einem großen Topf schmelzen lassen und die Zwiebel darin glasig schwitzen. Dann die Kartoffeln und den Lauch hinzugeben und alles gut verrühren. Nach 5 Minuten das Wasser oder die Brühe und die Milch angießen und die Suppe 20 Minuten kochen. Mit Salz und Pfeffer würzen. Die fertige Suppe nach Belieben pürieren. Mit dem Schnittlauch oder der Petersilie und nach Belieben einem Löffel Sahne oder Crème fraîche garnieren.

ⓥ KAROTTEN-INGWER-SUPPE

450 g Karotten, gewaschen
1 kleine Kartoffel, gewaschen
700 ml Wasser oder Biogemüsebrühe
Ingwer
Stein- oder Meersalz
1 Orange
Petersilie

Karotten und Kartoffel getrennt in Stücke schneiden. Ein Drittel der Karotten entsaften. Die übrigen Karotten und die Kartoffel im Wasser oder der Brühe weich kochen. Die Suppe in der Küchenmaschine pürieren. Nach Geschmack Ingwer hineinreiben. Den Karottensaft unterrühren und die Suppe mit Salz würzen. Die Suppe mit einem Spritzer Orangensaft abrunden und mit Petersilie garnieren.

ⓥ FENCHEL-DILL-SUPPE

Dies ist das Originalrezept der Suppe, mit der Dr. Mayr seinen Patienten angewöhnte, gut zu kauen. Zur Suppe servierte er sein berühmtes Dinkelbrot. Die Suppe lässt sich leicht zubereiten und hat einen sehr prägnanten Geschmack. Sie muss langsam gegessen werden. Und seien Sie großzügig bei der Zugabe von Kräutern.

1 l Wasser oder Biogemüsebrühe
1 Knolle Fenchel, geviertelt
1 Bund Dill
Stein- oder Meersalz

Das Wasser oder die Brühe in einem mittelgroßen Topf zum Kochen bringen. Drei der Fenchelviertel klein schneiden, in die kochende Flüssigkeit geben und garen, bis der Fenchel gerade weich ist – das dauert etwa 12 Minuten. In der Zwischenzeit das andere Fenchelviertel entsaften.

Die Suppe in die Küchenmaschine geben. Den Fenchelsaft und den Dill hinzufügen und alles glatt pürieren. Die Suppe mit Stein- oder Meersalz würzen.

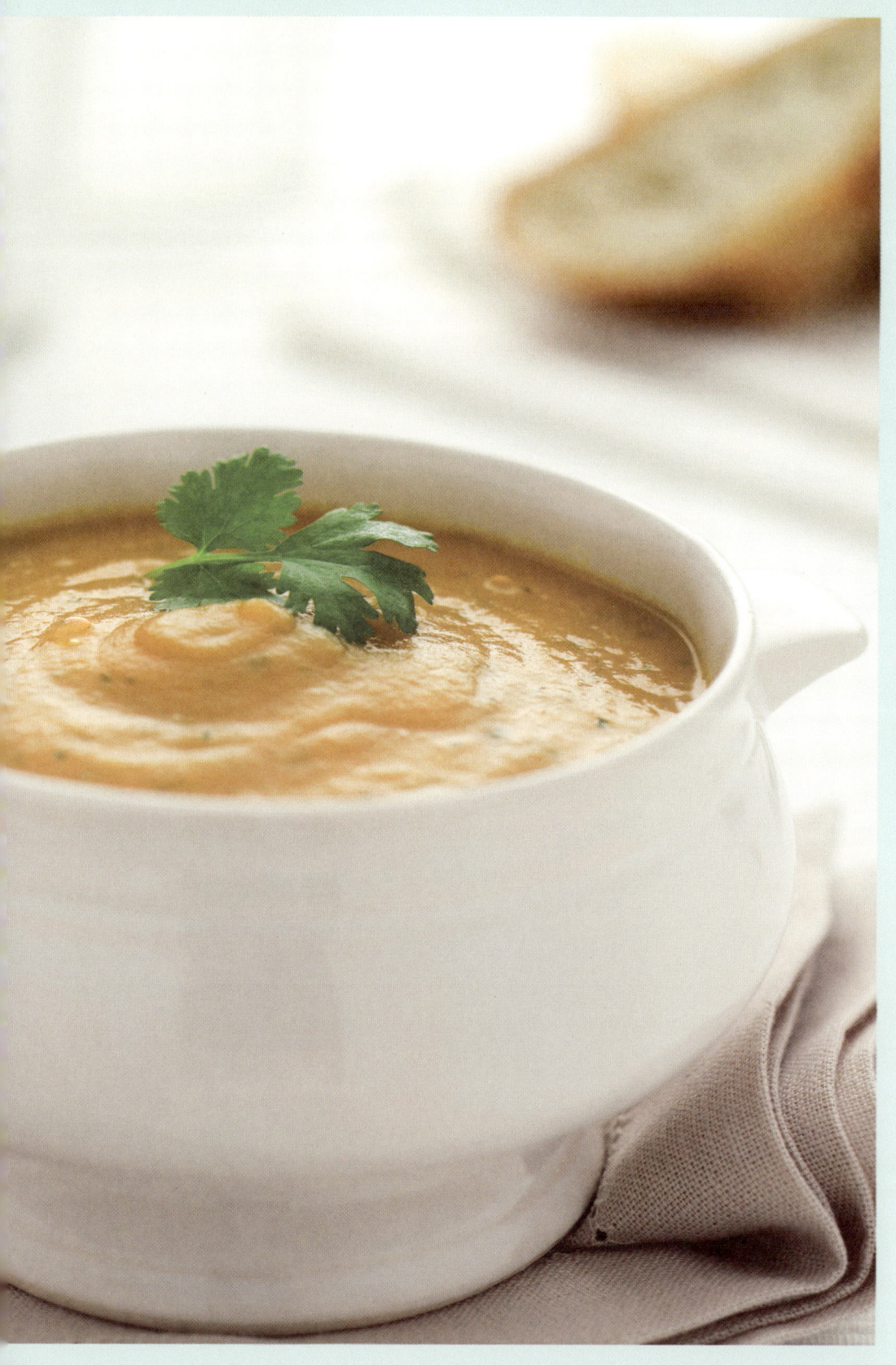

BROTAUFSTRICHE

Die folgenden Brotaufstriche sind nährstoffreiche Alternativen zu den üblichen Frühstücksaufstrichen wie Konfitüre oder Erdnussbutter, die meist viel Zucker, Salz und Konservierungsstoffe enthalten. Unsere Brotaufstriche sind abwechslungsreich und leicht herzustellen, und die Zutaten kann man in unzähligen Arten kombinieren. Genießen Sie die Aufstriche auf Knäckebrot oder Dinkeltoast. Essen Sie eine Scheibe Knäckebrot oder Toast pro Mahlzeit und bewahren Sie den restlichen Aufstrich für den nächsten Tag auf. Wenn Sie keinen Quark haben, können Sie ihn durch Hüttenkäse oder Naturjoghurt ersetzen.

Ⓥ MEDITERRANER GEMÜSEAUFSTRICH

- Olivenöl
- ¼ kleine Aubergine, fein gewürfelt
- ½ Zucchini, fein gewürfelt
- 50 g entkernte schwarze Oliven
- 50 g Joghurt
- 150 g Schafs- oder Ziegenfrischkäse
- Stein- oder Meersalz
- 2 EL gehacktes Basilikum

Einige Tropfen Olivenöl in einer Antihaftpfanne erhitzen. Die Aubergine darin 2–3 Minuten anschwitzen. Die Zucchini hinzufügen und 2 Minuten braten. Beides in der Küchenmaschine mit den Oliven, dem Joghurt und dem Käse pürieren. Salzen und das Basilikum sowie, falls nötig, einen Spritzer Olivenöl hinzufügen.

Ⓥ SCHAFSKÄSE-MEERRETTICH-AUFSTRICH

- 125 g Schafs- oder Ziegenfrischkäse
- 1 kleine Kartoffel, gekocht und zerdrückt
- 1 TL geriebener frischer Meerrettich
- 1 TL fein gehackter frischer Dill
- 1 Prise Stein- oder Meersalz

Alle Zutaten in der Küchenmaschine zu einem glatten Aufstrich pürieren und mit Salz würzen.

ⓥ QUARK-PAPRIKA-AUFSTRICH

50 g Quark
1 EL Paprikapulver
1 EL Leinöl

Das Paprikapulver über den Quark streuen und darüber das Leinöl träufeln. Alles gut verrühren.

ⓥ KRÄUTERAUFSTRICH

50 g Quark oder Schafs- oder Ziegenfrischkäse
1 EL Lein- oder Olivenöl
1 EL fein gehackte Petersilie
1 EL Schnittlauchröllchen
1 El fein gehacktes Koriandergrün
Paprikapulver

Mit der Gabel den Quark oder Frischkäse mit dem Lein- oder Olivenöl zerdrücken; dann die Kräuter untermengen. Mit Paprika bestauben. Vor dem Verzehr 5 Minuten durchziehen lassen.

ⓥ AVOCADOAUFSTRICH

2 reife Avocados
225 g Schafsfrischkäse
Saft von ½ Limette
1 TL klein gezupftes Basilikum
1 EL Sesam
1 Prise Stein- oder Meersalz
Oliven- oder Kürbiskernöl

Die Avocados schälen; dafür die Schale wie zum Vierteln der Avocado einschneiden und dann abziehen. Das Avocadofleisch mit einer Gabel zerdrücken oder pürieren und dann gut mit dem Frischkäse und Limettensaft verrühren. Das klein gezupfte Basilikum und den Sesam untermengen. Mit Stein- oder Meersalz würzen. Etwas natives Olivenöl oder Kürbiskernöl darüberträufeln. Sofort servieren.

FRÜHSTÜCK

Das Frühstück kann bei einer Basenkur eine der wichtigsten Veränderungen sein. Beim Frühstück können Sie aus einem großen Spektrum basischer Nahrungsmittel wählen, vor allem auch aus Raw Food, denn Sie haben den ganzen Tag vor sich, um diese zu verdauen. Dafür eignen sich besonders gut basische Brotaufstriche, die daher fester Teil Ihres Speiseplans werden sollten. Die folgenden Rezepte sind für eine Person berechnet.

Ⓥ IN KRÄUTERTEE EINGEWEICHTE TROCKENFRÜCHTE

Dem basischen Dreigespann aus getrockneten Aprikosen, Feigen und Pflaumen können Sie noch einen extra Kick geben, indem Sie die Früchte in Kräutertee einweichen. Sie verhelfen Ihnen zu einem erfrischenden, nahrhaften Start in den Tag. Sie können den Tee auch trinken, er schmeckt köstlich. Variieren Sie sowohl bei der Auswahl des Tees als auch der Trockenfrüchte.

> 200 g getrocknete Aprikosen, Pflaumen oder Feigen
> 1 EL Teekräuter nach Wahl

Wasser aufkochen und zusammen mit den Aprikosen, Pflaumen oder Feigen in eine Schüssel geben, sodass diese gut bedeckt sind. Die Teekräuter hinzufügen. Abkühlen lassen und über Nacht in den Kühlschrank stellen.

Ⓥ FRISCHER JOGHURT MIT LEINSAMEN

> 120 g Naturjoghurt
> 1 EL Leinsamen
> 1 EL Leinöl

Die Leinsamen über den Joghurt streuen, das Öl darüberträufeln und alles gut vermischen.

Joghurt mit Honig und Omega-Mischung
1 EL Omega-Mischung (siehe Seite rechts) über den Joghurt streuen und mit 1 TL Honig süßen. Dieses Frühstück können Sie mit dem Saft einer Zitrone noch basischer machen.

ⓥ POWERMÜSLI

Müsli kann schwer zu verdauen sein, daher ist es empfehlenswert, es am Abend vor dem Verzehr in Milch, Apfelsaft, flüssigem Joghurt, Sojamilch oder Mandelmilch einzuweichen. Morgens mischen Sie es dann mit frischen Früchten, eingeweichten Trockenfrüchten (zum Beispiel Rosinen), Samen und Nüssen – vor allem Mandeln. Das folgende Rezept reicht für zwei oder drei Frühstücke.

2 EL Haferflocken
2 EL Hirseflocken
2 EL Buchweizenflocken
250 ml Mandelmilch, Milch oder Apfelsaft
1 EL Korinthen
¼ Apfel
½ Karotte
2,5 cm Staudensellerie, gewürfelt
1 EL Schafsjoghurt
½ EL Walnussöl
½ EL Leinöl
1 EL gehackte Mandeln

Hafer-, Hirse- und Buchweizenflocken in eine Schale geben und mit Milch oder Apfelsaft übergießen. Die Korinthen dazugeben und alles über Nacht einweichen. Morgens den Apfel und die Karotte reiben und mit dem Sellerie hinzufügen. Mit dem Joghurt, den Ölen und Mandeln garnieren.

ⓥ OMEGA-MISCHUNG

Um von wertvollen Samen zu profitieren, können Sie in einer Kaffeemühle oder Küchenmaschine Ihre eigene Mischung mahlen und zum Beispiel über Porridge, Müsli oder Salat streuen.

3 Teile Leinsamen
1 Teil Kürbiskerne
1 Teil Sesam
1 Teil Sonnenblumenkerne

Die Körner mischen und mahlen. Sie können die Omega-Mischung ein paar Wochen in einem Glas im Vorratsschrank oder im Kühlschrank aufbewahren.

Ⓥ HIRSE-BUCHWEIZEN-BREI MIT ZIMT UND INGWER

Dieses Rezept ist eine einfache Porridge-Variante mit hochwertigen Gewürzen.

25 g Hirseflocken	1 TL gemahlener Zimt
25 g Buchweizenflocken	1 EL geriebener Ingwer
475 ml Milch, Soja- oder Mandelmilch	1 EL Ahornsirup

Hirse- und Buchweizenflocken mindestens 10 Minuten in der Milch einweichen, idealerweise über Nacht. Dann in einen Topf geben und bis zum Siedepunkt erhitzen, ständig rühren, bis der Brei dick ist. Mit Zimt bestreuen und den Ingwer darüberreiben. Den Ahornsirup unterrühren.

Ⓥ KRÄUTEROMELETT

Eier sind eine gute Proteinquelle, essen Sie sie ein- oder zweimal die Woche. Das Eigelb ist basisch. Hier wird das Ei noch durch frische Kräuter aufgewertet.

1 kleines Stück Butter	½ Bund Petersilie, fein gehackt
2 Eier	½ Bund Schnittlauch, fein geschnitten
Stein- oder Meersalz	

Die Butter in einer Antihaftpfanne schmelzen lassen. Die Eier in eine Schüssel schlagen, mit einer Prise Stein- oder Meersalz würzen und verquirlen, dann in die heiße Pfanne gießen. Wenn das Ei zu stocken beginnt, die Kräuter darauf verteilen. Das Omelett zur Mitte hin übereinanderschlagen und noch 1 Minute stocken lassen.

MITTAGESSEN

Das Mittagessen ist gut geeignet, um eine größere Vielfalt basischer Zutaten kennenzulernen. Sie können sowohl rohe als auch gekochte Speisen zubereiten, da der Körper noch genug Zeit für die Verdauung hat. Die folgenden Rezepte sind interessanter und außerdem viel basischer als ein typisches Mittagessen. Jedes Rezept ist für eine Person gedacht.

GEGRILLTES HUHN MIT NEUEN KARTOFFELN, BROKKOLI UND KAROTTEN

2 Brokkoliröschen mit Stielen	1 EL Butter
4 neue Kartoffeln, gewürfelt	2 EL gehacktes Koriandergrün
1 Karotte, gewürfelt	2 EL gehackte Minze
85 g Hühnerbrust	Stein- oder Meersalz
2 EL Mandeln	

Den Grill oder die Antihaft-Grillpfanne vorwärmen. Die Brokkoliröschen von den Stielen trennen. In einem Dämpfkochtopf mit mehreren Einsätzen die Kartoffeln zuunterst einfüllen, dann die Karotten zusammen mit den Brokkolistielen. Das Gemüse 10 Minuten dämpfen.

Währenddessen die Hühnerbrust 5 Minuten grillen, wenden und weitere 5 Minuten grillen. Die Mandeln in einer Pfanne ohne Fett kurz rösten, bis sie gerade beginnen, Farbe anzunehmen und zu duften.

Die Brokkoliröschen zu den Kartoffeln und dem anderen Gemüse in den Dampfkochtopf geben und alles weitere 5 Minuten dämpfen. Die Kartoffeln und das Gemüse vom Dampf nehmen und getrennt in zwei Schalen geben. Das Dämpfwasser für Gemüsebrühe oder Gemüsetee aufbewahren. Jeweils etwas Butter zu den Kartoffeln und dem Gemüse geben, sodass sie schmilzt.

Die gegrillte Hühnerbrust auf einen Teller legen und das Gemüse um das Fleisch herum anrichten. Die Mandeln über den Brokkoli streuen, das Koriandergrün über die Karotten und die Minze über die Kartoffeln. Mit Salz würzen.

ⓥ BLATTSALAT MIT GRÜNEN BOHNEN UND KARTOFFELN IN OLIVENÖL

Dies ist ein einfach zuzubereitendes, schnelles und nahrhaftes Mittagessen, das noch durch Gemüse aus der basischen Minestrone aufgewertet wird. Das andere Gemüse können Sie nach Belieben variieren. Denken Sie daran, das Gemüsekochwasser weiterzuverwenden.

1 kleine Kartoffel, gewaschen und gewürfelt
100 g grüne Bohnen, geputzt
1 ½ El Sonnenblumenkerne oder Sesam
150 g gemischte Salatblätter

Kürbiskernöl-Dressing (Seite 168)
75 g gemischtes Gemüse aus der basischen Minestrone (Seite 142)
Stein- oder Meersalz

Die Kartoffeln in einem Dämpfkochtopf in einem Einsatz 10 Minuten dämpfen, dann die Bohnen dazugeben und beides weitere 5 Minuten dämpfen. Kartoffel und Bohnen vom Dampf nehmen und beiseitestellen. Sonnenblumenkerne oder Sesam in einer Pfanne ohne Fett kurz rösten, bis sie gerade beginnen, braun zu werden.

Die Salatblätter in einer großen Schüssel mit dem Kürbiskernöl-Dressing vermischen. Das Gemüse aus der Minestrone untermengen. Die Kartoffelwürfel, die grünen Bohnen und die gerösteten Samen auf dem Salat anrichten. Stein- oder Meersalz darüberstreuen.

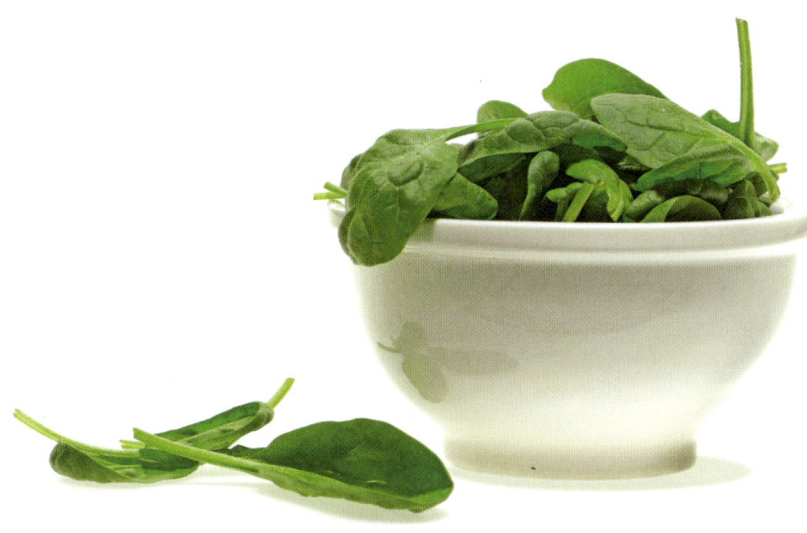

GEBRATENER THUNFISCH MIT AVOCADO, INGWER, KORIANDERGRÜN UND LIMETTE

Ingwer, geschält und gerieben
2 EL gehacktes Koriandergrün
½ Limette
Stein- oder Meersalz
Pfeffer, frisch gemahlen
1 Avocado, geschält, entsteint und gewürfelt
Olivenöl
85 g frischer Thunfisch

Den Boden einer kleinen Schüssel mit geriebenem Ingwer bedecken. Das Koriandergrün und den Limettensaft hinzufügen. Gut vermischen und mit Salz und Pfeffer würzen. Die Avocado und einen Spritzer Olivenöl zu der Mischung geben.

Eine Pfanne stark erhitzen und den Thunfisch darin auf beiden Seiten je nach Dicke jeweils etwa 2 Minuten braten. Er ist gar, wenn er heller geworden ist. Auf einem Teller anrichten und den Avocadosalat darauf verteilen.

RINDERFILET MIT SELLERIE UND SÜßKARTOFFELPÜREE

1 Stange Sellerie, geputzt
2 Stückchen Butter
1 mittelgroße Süßkartoffel, geschält und gewürfelt
85 g Rinderfilet
schwarzer Pfeffer, frisch gemahlen
Meerrettich

Den Sellerie in mundgerechte Stücke schneiden, in einen Topf geben und so viel kochendes Wasser darübergießen, dass er gerade eben bedeckt ist. Die Butter hinzufügen und den Sellerie zugedeckt 15 Minuten garen.

Die Süßkartoffelwürfel in einem anderen Topf in kochendem Wasser 15 Minuten garen.

Den Grill oder eine Antihaft-Grillpfanne vorheizen. Wenn Grill oder Pfanne heiß ist, das Filet grillen. Die Süßkartoffel mit etwas Butter und viel schwarzem Pfeffer zerdrücken. Das Gericht mit geriebenem Meerrettich servieren.

ⓥ QUINOASALAT MIT AVOCADO, TOMATE, PETERSILIE UND PINIENKERNEN

Anstelle von Quinoa oder eines Teils davon können Sie auch Hirse oder Bulgur verwenden.

50 g Quinoa	½ kleine Tomate, gewürfelt
1 Handvoll Petersilie, fein gehackt	Saft von ½ Grapefruit
1 Avocado, geschält, entsteint und gewürfelt	10 Pinienkerne

Quinoa abspülen und abtropfen lassen, dann mit 125 ml Wasser in einen Topf geben und bei hoher Temperatur zum Kochen bringen. Wenn das Wasser kocht, den Deckel auflegen und die Temperatur herunterschalten; 15 Minuten köcheln lassen, dann vom Herd nehmen.

Die Quinoa mit einer Gabel auflockern und abkühlen lassen. Petersilie, Avocado- und Tomatenstücke über die abgekühlte Quinoa streuen. Den Grapefruitsaft darübergießen und die Pinienkerne hinzufügen.

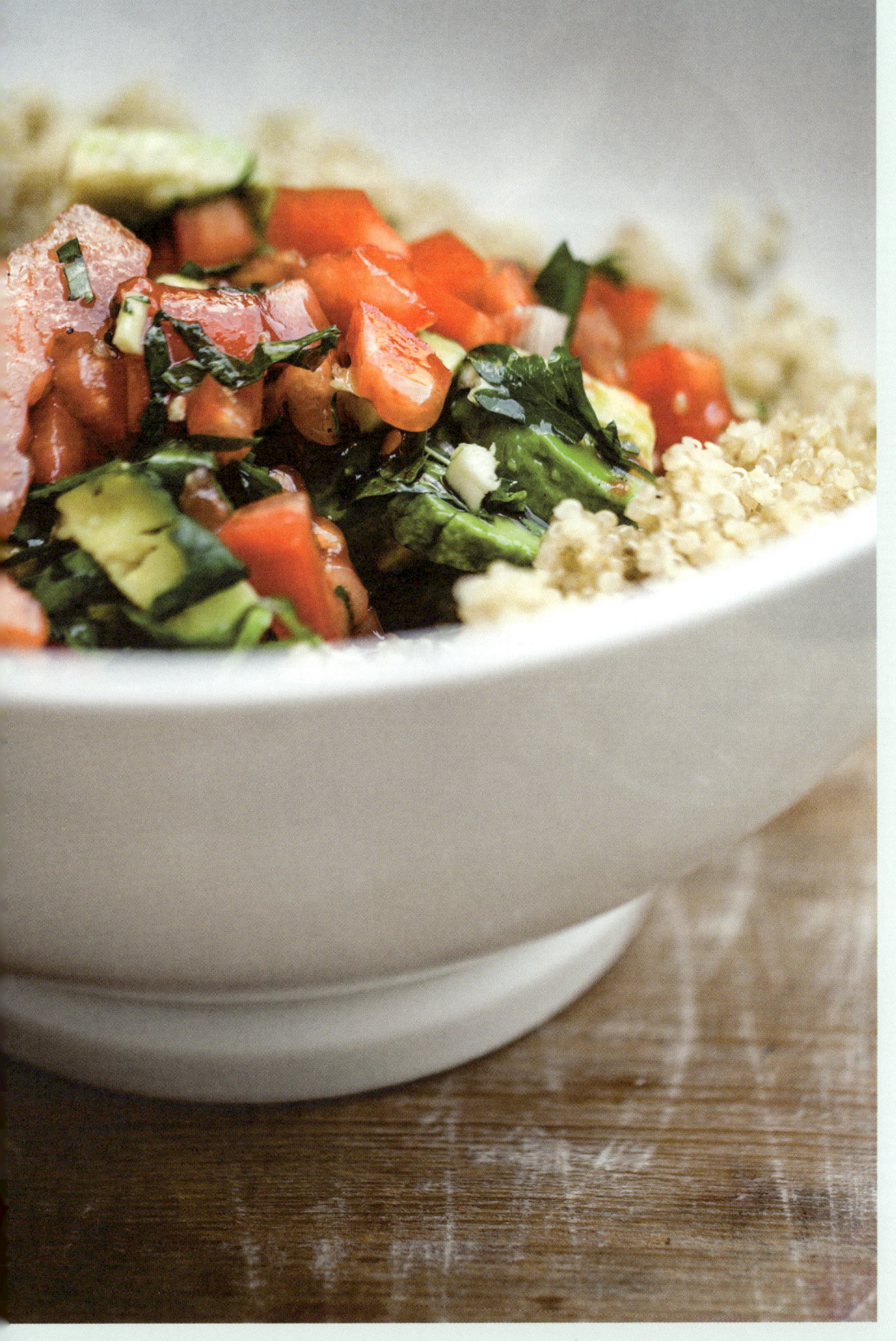

POCHIERTER LACHS MIT KAROTTEN-SPINAT-PÜREE UND BASILIKUMÖL

1 Karotte, geputzt
2 Handvoll Spinat, gewaschen und verlesen
Muskatnuss
Ingwer
1 Bund Basilikum
Oliven- oder Hanföl
Stein- oder Meersalz
85 g Lachsfilet

Die Karotte 10 Minuten pochieren, bis sie weich ist, in den letzten 2 Minuten Garzeit den Spinat hinzugeben. Beides aus der Brühe nehmen, gut abtropfen lassen und dann mit etwas von der Brühe pürieren. Muskatnuss und ein wenig Ingwer über das Gemüsepüree reiben.

In einem Mixer die Basilikumblätter mit etwas Oliven- oder Hanföl und Salz zu einem leuchtend grünen, dünnflüssigen Basilikumöl verarbeiten.

Das Lachsfilet 2 Minuten in der Gemüsebrühe pochieren. Den Lachs auf dem Gemüsepüree anrichten und das Basilikumöl darüberträufeln.

Ⓥ ROTE-BETE-SALAT MIT DICKEN BOHNEN, SCHNITTLAUCH UND WALNUSSÖL

1 mittelgroße Rote Bete
50 g Dicke Bohnen (Dose), abgebraust und abgetropft
3 EL Schnittlauchröllchen
Walnussöl

Den Backofen auf 160 °C vorheizen. Die Rote Bete in Folie wickeln und 1 Stunde backen. Sie ist gar, wenn man leicht mit einem Messer hineinstechen kann. Die Rote Bete aus dem Ofen nehmen und abkühlen lassen. Wenn sie abgekühlt ist, die Schale unter fließendem kaltem Wasser abrubbeln.

Die Knolle in dicke Scheiben schneiden und auf einen Teller legen. Die Dicken Bohnen zu der Roten Bete geben und den Schnittlauch darüberstreuen. Mit Walnussöl beträufeln.

ⓥ GEMÜSEPFANNE ASIATISCHE ART

Dieses Rezept verwenden wir im Original F.X. Mayr Gesundheitszentrum – dort haben wir alle Zutaten zur Verfügung. Wenn Sie möchten, können Sie es für die Zubereitung zu Hause etwas vereinfachen. Fertig gekauftes Currypulver ist eher alkalisch, aber wenn Sie die Schärfe nicht mögen, können Sie es auch durch die Omega-Mischung (Seite 151) ersetzen.

Kokosöl
5 cm Ingwer, geschält und gerieben
1 Stängel Zitronengras, zerdrückt und klein geschnitten
2 Shiitakepilze, gehackt
1 kleine Karotte, klein geschnitten
10 Zuckerschoten
¼ Zucchini, klein geschnitten
¼ Stange Lauch, geputzt und in feine Streifen geschnitten
75 g grüne Bohnen, geputzt und in Stücke geschnitten
1 Pak Choi, zerteilt
250 ml Kokosmilch
1 EL Currypulver
50 g eingeweichte Reisnudeln oder Tofu (oder beides)
1 EL Koriandergrün
1 EL Thai-Basilikum

Etwas Kokosöl in einem großen Wok erhitzen. Ingwer und Zitronengras hinzufügen, um das Öl zu aromatisieren. Shiitakepilze, Karotte, Zuckerschoten, Zucchini und Lauch in den Wok geben und alles gut vermischen, damit es die Aromen annimmt.

In einem separaten kleinen Topf Wasser zum Kochen bringen und – sobald es kocht – die grünen Bohnen und den Pak Choi kurz darin garen.

Inzwischen die Kokosmilch und das Currypulver unter das Gemüse im Wok mischen, 3 Minuten rühren, dann die Reisnudeln oder den Tofu hinzugeben und alles erneut 2 Minuten garen. In eine Schüssel geben.

Die grünen Bohnen und den Pak Choi zu dem Gemüse geben. Zum Servieren die frischen Kräuter darüberstreuen.

ⓥ ARTISCHOCKE MIT KRÄUTERVINAIGRETTE

1 Artischocke	1 TL Senf
Lein- oder Olivenöl	1 EL gehackte frische
Zitrone	Kräuter

In einem großen Topf so viel Wasser zum Kochen bringen, dass die Artischocke zur Hälfte darin steht. Die Artischocke in das kochende Wasser legen und 25 Minuten kochen oder so lange, bis die Blätter sich leicht lösen lassen.

Aus Lein- oder Olivenöl, einem Spritzer Zitronensaft, dem Senf und den Kräutern eine Vinaigrette zubereiten.

Die Artischocke aus dem Wasser nehmen und auf einen Teller setzen. Nun die Blätter eins ums andere in die Vinaigrette tauchen und den essbaren Teil mit den Zähnen abstreifen. Am Ende das feine Heu in der Mitte entfernen und das Artischockenherz mit etwas mehr Kräutervinaigrette genießen.

Dies ist ein gutes Rezept, um sich an langsames Essen zu gewöhnen.

ⓥ GEFÜLLTE PAPRIKA MIT BULGUR UND NÜSSEN

75 g Bulgur	1 EL gehackte Petersilie
3 Maronen, klein gehackt	Lein- oder Olivenöl
1 EL Pinienkerne	1 rote Paprikaschote

Den Backofen auf 160 °C vorheizen. Für die Füllung den Bulgur in einen Topf geben und kochendes Wasser darübergießen. Die Maronen hinzugeben und die Mischung 15 Minuten köcheln lassen. Bulgur und Maronen in ein Sieb abgießen und dann in eine Schüssel geben. Die Pinienkerne, die Petersilie und etwas Öl zum Befeuchten hinzufügen.

Den Deckel der Paprikaschote abschneiden und die Kerne und Trennwände aus der Schote entfernen. Die Paprika mit der Bulgurmischung füllen und 20–25 Minuten im Ofen garen.

WÜRZIGE FLEISCHBÄLLCHEN MIT ZAZIKI

Mit diesem Rezept werden die üblichen (säurebildenden) Fleischbällchen mit Tomatensauce in eine basische Wohltat verwandelt, indem sie mit einer klassischen griechischen Joghurtsauce kombiniert werden, die vollkommen basisch ist. Alle anderen Zutaten in den Fleischbällchen – die Zwiebel, das Paprikapulver, die Petersilie und das Brot – sind ebenfalls basisch und verringern so die Säurebildung des Fleischs.

1 Zwiebel, geschält und gewürfelt
Kokosöl
85 g Biohackfleisch vom Rind
1 Ei
1 Scheibe Brot, zerbröselt
Paprikapulver
1 El gehackte Petersilie
75 g Gurke
120 g Joghurt
3 Knoblauchzehen, zerdrückt
1 große Handvoll Minze, gehackt

Die Zwiebel in Kokosöl anschwitzen, bis sie glasig ist. Inzwischen das Fleisch mit dem Ei, dem Brot, dem Paprikapulver und der Petersilie (oder anderen Kräutern) mischen. Die Zwiebel zu der Mischung geben und das Fleisch zu Bällchen formen. In einer Bratpfanne sachte braten.

Für das Zaziki die Gurke in feine Scheiben schneiden oder raspeln. Den Joghurt mit der Gurke mischen und so viel Knoblauch hinzufügen, wie Sie mögen. Zum Schluss die gehackte Minze unterziehen. Das Zaziki zusammen mit den Fleischbällchen servieren.

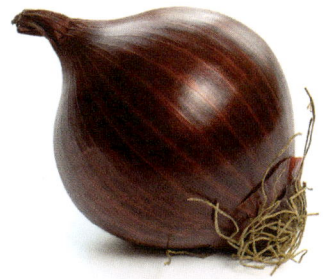

ⓥ QUINOA-RISOTTO

Ein Quinoa-Risotto ist einfacher zuzubereiten als eines mit weißem Reis – und es ist sehr viel basischer. Damit dieses Gericht farbiger wird, geben Sie Gemüse von einer basischen Minestrone dazu.

½–1 EL Currypulver
1 kleine Karotte, gewürfelt
½ Stange Sellerie, gewürfelt
¼ Zucchini, gewürfelt
¼ Süßkartoffel, gewürfelt
100 g Quinoa, gewaschen
1 EL Cashewkerne
1 unbehandelte Zitrone
3 EL Sahne oder Sojasahne
Stein- oder Meersalz
Basilikumblätter, klein
  gezupft

Je nach gewünschter Schärfe ½–1 EL Currypulver in einer Pfanne ein paar Minuten bei hoher Temperatur rösten, bis die Gewürze anfangen, ihre Öle abzugeben. Das gewürfelte Gemüse hinzufügen und gut untermischen. 350 ml Wasser angießen, zum Kochen bringen und 3 Minuten köcheln lassen. Dann die Quinoa in das Wasser geben. Die Mischung unter Rühren erneut zum Kochen bringen und 15 Minuten köcheln lassen, dann den Herd ausschalten und die Quinoa auf der ausgeschalteten Herdplatte noch 5 Minuten quellen lassen.

    Inzwischen die Cashewkerne in einer Pfanne ohne Fett rösten, bis sie beginnen, Farbe anzunehmen. Die Schale von der Zitrone in feinen Zesten abziehen. Wenn die Quinoa gar ist, die Sahne oder Sojasahne und die Cashewkerne unterziehen und den Risotto mit Zitronenzesten und Salz abschmecken. Mit frischem Basilikum garnieren und servieren.

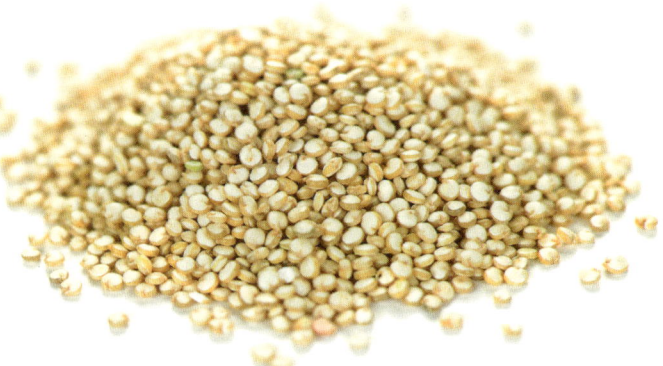

ⓥ KARTOFFELGRATIN MIT ZWIEBELN UND MUSKATNUSS

1 große Kartoffel, gewaschen und in Scheiben geschnitten
Butter
½ Zwiebel, geschält und gewürfelt
Biogemüsebrühe
Stein- oder Meersalz
Pfeffer, frisch gemahlen
Muskatnuss

Den Backofen auf 180 °C vorheizen. Die Kartoffelscheiben unter fließendem Wasser waschen, um die Stärke abzuspülen. Eine kleine Auflaufform dünn mit Butter einstreichen und die Kartoffel und Zwiebel einschichten. Zur Hälfte mit Gemüsebrühe bedecken und mit Salz und Pfeffer würzen. Das Gratin im Ofen etwa 1 Stunde backen, bis die Oberfläche kross ist. Vor dem Servieren Muskatnuss darüberreiben.

GEGRILLTES LAMMKOTELETT MIT SALAT AUS FENCHEL, GURKE, GRAPEFRUIT UND FEIGEN

Bereiten Sie diesen Salat zu, wenn Sie vom Frühstück noch Grapefruit übrig haben.

½ Knolle Fenchel, in Scheiben geschnitten
½ Gurke, geschält und längs in Scheiben geschnitten
½ Grapefruit, in Segmente geteilt
2 frische Feigen, geviertelt
2 EL gehackte Minze
Kräuteröl (Seite 168)
1 Lammkotelett

Den Grill oder die Antihaft-Grillpfanne auf hoher Temperatur vorheizen. Die Fenchelscheiben 5 Minuten in Wasser garen. Abtropfen lassen und mit den Gurkenscheiben, der Grapefruit, den Feigen, der Minze und dem Öl in eine Schüssel geben. Das Lammkotelett grillen und von beiden Seiten nur kurz braten, sodass es in der Mitte noch rosa ist. Die genaue Garzeit hängt davon ab, wie durchgegart Sie Ihr Fleisch mögen.

ABENDESSEN

Je eher Sie zu Abend essen, desto besser, denn Ihr Körper braucht Zeit, um alles zu verdauen, bevor Sie schlafen gehen. Aus demselben Grund sollten Sie abends Ihre Portionsgrößen im Auge behalten. Dabei kann Ihnen die Verwendung von kleineren Tellern helfen. Wir empfehlen auch, dass Sie nach 16 Uhr keine rohen Nahrungsmittel mehr essen, da sie für den Körper schwerer zu verdauen sind. Eine gekochte Gemüsesuppe ist ideal, um Ihren Tag abzurunden, aber die folgenden Rezepte bieten einige köstliche und ebenfalls basische Alternativen. Sie sind jeweils für eine Person gedacht.

Ⓥ OFENKARTOFFEL MIT BASISCHER MAYONNAISE UND KRESSE

Eine Ofenkartoffel ist eine so zuverlässige, basische Speise, dass sie es verdient, als ernst zu nehmendes Gericht zu gelten. Sie können sie auch im Voraus garen und für ein schnelles Mittagessen mit Quark und Kräutern füllen oder Sie genießen sie einfach mit Butter und Schnittlauch.

1 Ofenkartoffel
2 EL basische Mayonnaise (Seite 169)
1 EL gehackte Brunnenkresse
Stein- oder Meersalz

Die Ofenkartoffel im Backofen etwa 1 Stunde backen, bis ein Messer leicht in sie hineingleitet. Herausnehmen und beiseitestellen, damit sie langsam abkühlt, bis Ihre Mahlzeit beginnt – sie wird noch etwas weitergaren. Zum Servieren schneiden Sie die Kartoffel in der Mitte auf, geben auf jede Hälfte 1 EL basische Mayonnaise und garnieren mit der Brunnenkresse und etwas Stein- oder Meersalz.

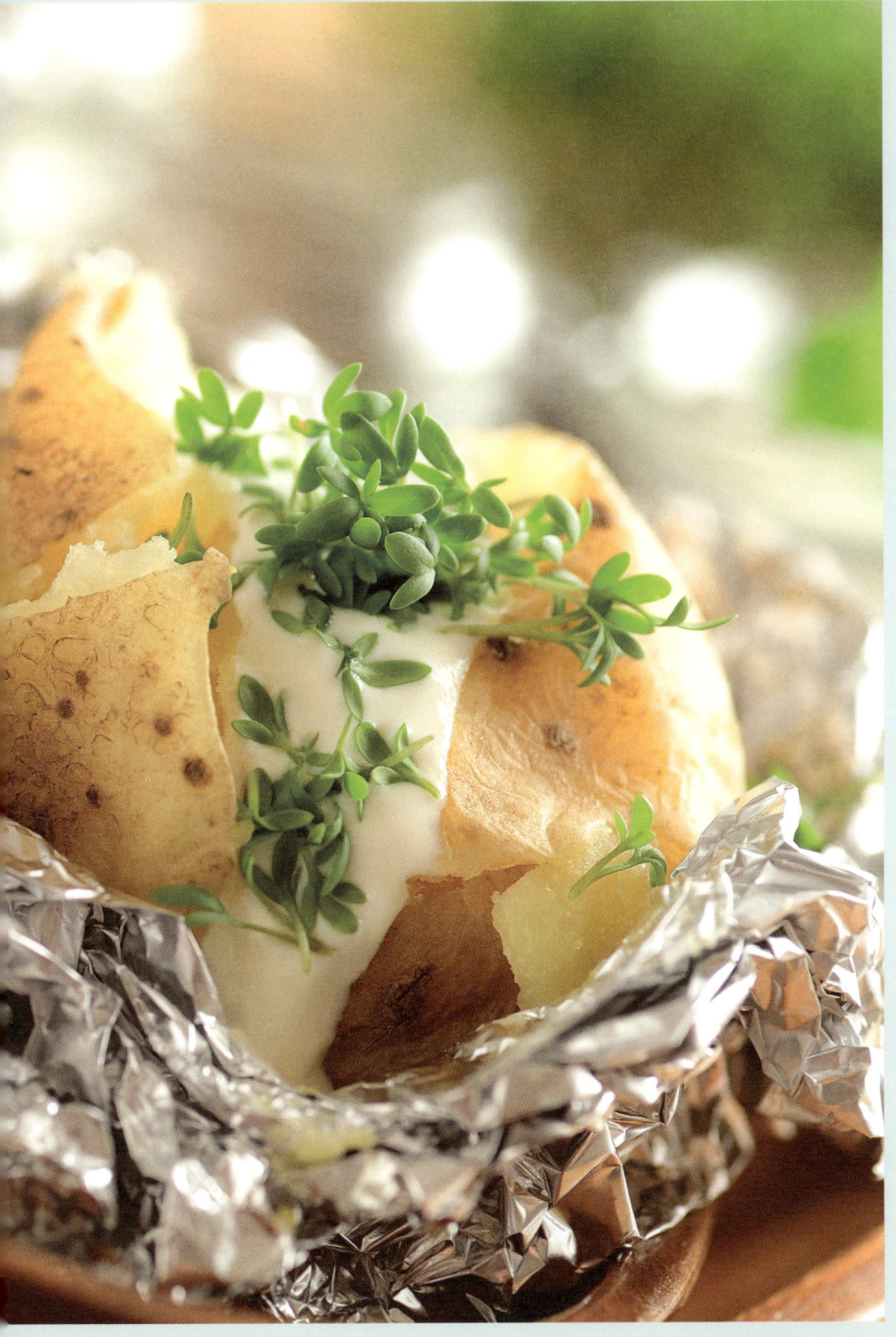

GERÄUCHERTE MAKRELE UND GEMÜSE MIT KRÄUTERÖL

Dies ist ein schnelles, einfach zuzubereitendes Abendessen, wenn Sie gerade viel zu tun haben. Sie können die Makrele durch einen anderen Räucherfisch wie zum Beispiel Forelle ersetzen. Frischer Meerrettich ist basisch, aber Vorsicht: Viele fertige Meerrettich-Pasten aus dem Glas sind voller säurebildender Zutaten.

85 g geräuchertes Makrelenfilet
Biogemüsebrühe
200 g gemischtes Gemüse aus der basischen Minestrone (Seite 142)
2 EL Kräuteröl (Seite 168)
1 EL gehobelter Meerrettich

Erwärmen Sie die Makrele in etwas Gemüsebrühe (oder servieren Sie den Fisch kalt).

Servieren Sie dazu das abgeseihte Gemüse einer basischen Minestrone, garniert mit Kräuteröl und frisch gehobeltem Meerrettich.

Ⓥ WARMER SALAT AUS KOHLRABI, BROKKOLI UND SELLERIE IN KRÄUTERÖL

Mit diesem Rezept können Sie Zeit sparen, denn das Gemüsekochwasser können Sie ein andermal für eine Suppe oder als Gemüsebrühe verwenden. Geben Sie einfach Kräuter und Gewürze in das Kochwasser und köcheln Sie diese 10 Minuten. Das Gemüse dieses Rezepts können Sie variieren, aber die hier vorgeschlagenen Sorten passen sehr gut zueinander.

½ kleiner Kohlrabi, geschält und gewürfelt
½ kleine Knolle Sellerie, geschält und gewürfelt
1 großer Brokkoli, in kleine Stücke geschnitten
2 EL Kräuteröl (Seite 168)

Kohlrabi und Sellerie in einem Topf mit Wasser 10 Minuten köcheln, dann die Brokkoliröschen hinzufügen und alles weitere 2 Minuten köcheln. Abgießen und das Kochwasser aufbewahren. Das Gemüse mit Kräuteröl servieren.

ⓥ GEBACKENE ROTE BETE MIT WALNUSSÖL UND KÜMMEL

1 große Rote Bete
Walnussöl
Kümmel

Den Backofen auf 160 °C vorheizen. Die Rote Bete in Folie wickeln und je nach Größe 45–60 Minuten backen. Wenn ein Messer leicht hineingleitet, ist die Rote Bete gar. Die Knolle abkühlen lassen, dann unter fließendem kaltem Wasser die Schale abrubbeln.

Die Rote Bete mit Walnussöl anrichten und Kümmelsamen darüberstreuen.

ⓥ FENCHEL-ZUCCHINI-GEMÜSE MIT ZITRONE

½ Knolle Fenchel
½ Zucchini, in Scheiben geschnitten
1 EL Butter
1 EL gehackte Petersilie
Zitrone

Den Fenchel der Länge nach in Scheiben schneiden. Die Scheiben in einen kleinen Topf füllen und gerade mit Wasser bedecken, aufkochen und etwa 10 Minuten köcheln lassen.

Die Zucchini hinzufügen und alles weitere 5 Minuten garen. Achten Sie darauf, dass im Topf noch etwas Wasser übrig ist. Von der Kochstelle nehmen, die Butter hinzufügen und mit Petersilie und einem Spritzer Zitronensaft garnieren.

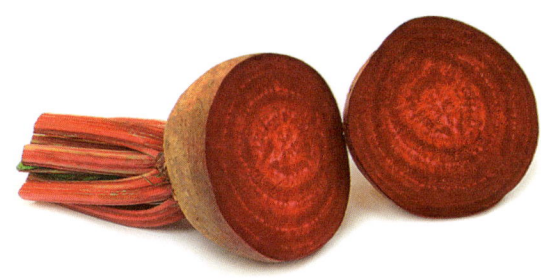

ÖLE, SAUCEN UND DRESSINGS

Mit Ölen, Saucen und Dressings können einfache Gerichte ganz neue Geschmacksdimensionen gewinnen. Öle, vor allem solche aus erster Pressung, bereichern Ihre Speisen zudem mit wertvollen Nährstoffen. Die folgenden Öle, Saucen und Dressings sind leicht herzustellen und gesünder als die meisten fertig gekauften Saucen und Dressings.

Ⓥ KRÄUTERÖL

Kräuteröle bieten eine gute Möglichkeit, Kräuter mit ihren wertvollen Inhaltsstoffen auf verschiedene Arten in Ihre Ernährung zu integrieren. Wenn Sie zum Beispiel Petersilie als Basis nehmen, können Sie noch andere Kräuter hinzufügen, um der Sauce eine andere Textur oder einen anderen Geschmack zu verleihen und um andere Nährstoffe hinzuzufügen. Mischen Sie die Kräuter für mehr Vielfalt zum Beispiel mit Leinöl, Kürbiskernöl oder Nussölen. Dieses Rezept ergibt 180 ml.

Stein- oder Meersalz
20 g glatte Petersilie (nur die Blätter)
20 g Estragonblätter
175 ml natives Olivenöl extra

In einem Topf Wasser zum Kochen bringen. Das Wasser salzen.
  Die Petersilien- und Estragonblätter (oder andere frische Kräuter) etwa 10 Sekunden darin blanchieren, bis sie leuchtend grün sind. In ein Sieb abgießen und sofort in eine Schüssel mit Eiswasser geben. Wieder abgießen und abtropfen lassen. Die Kräuter mit einem sauberen Küchentuch abtupfen, um möglichst viel Wasser zu entfernen.
  Dann die Blätter zusammen mit dem Öl in der Küchenmaschine glatt pürieren – mindestens 1 Minute. Das Öl durch ein Haarsieb oder ein Musselintuch abseihen. Es hält sich im Kühlschrank zwei Wochen.

Ⓥ KÜRBISKERNÖL-DRESSING

3 Teile Olivenöl
1 Teil Kürbiskernöl
1 Teil Zitronensaft
2 EL gehackte Petersilie oder Schnittlauchröllchen

Alle Zutaten gut vermischen und über einen Salat oder über Gemüse träufeln.

ⓥ BASISCHE MAYONNAISE

Selbst hergestellte Mayonnaise bietet eine gute Möglichkeit, Leinöl, Kürbiskernöl oder Nussöle in Ihre Ernährung einzubeziehen. Das Eigelb ist basisch (das Eiweiß ist säurebildend). Dieses Rezept ergibt etwa 600 ml.

> 1 Eigelb
> 1 TL Senfmehl
> 475 ml Olivenöl
> 125 ml Leinöl, Kürbiskernöl
>   oder Nussöl
> Stein- oder Meersalz
> Zitronensaft, frisch gepresst

Das Eigelb (es sollte Raumtemperatur haben) in einer Schüssel mit dem Senfmehl zu einer glatten Emulsion verrühren. Nun langsam das Olivenöl hinzufügen, dabei die Mischung kräftig im Uhrzeigersinn rühren und immer nur sehr wenig Olivenöl einlaufen lassen. So lange rühren, bis das Öl völlig untergearbeitet ist. Zum Schluss das Leinöl, Kürbiskernöl oder Nussöl hinzufügen, um unterschiedliche Geschmacksnuancen zu schaffen.
 Mit Salz und einem Spritzer Zitronensaft würzen.

ⓥ MANDELPESTO

Das Pesto passt gut zu der basischen Minestrone. Das Rezept ergibt etwa 80 ml.

> 1 Bund Basilikum
> 2 EL Mandeln
> 2 EL frisch geriebener
>   Parmesan
> Oliven-, Kürbiskern-,
>   Lein- oder Mandelöl

Die Blätter vom Basilikum zupfen und mit den Mandeln, dem Parmesan und 2 EL Öl in einem Mixer pürieren.
 Falls nötig, mehr Öl hinzugeben, damit das Pesto die gewünschte Konsistenz erhält. In ein Glas füllen, mit einer dünnen Schicht Öl bedecken und im Kühlschrank aufbewahren. Dort hält sich das Pesto eine Woche.

HÄUFIG GESTELLTE FRAGEN

Kann ich die Basenkur auch machen, wenn ich Vollzeit arbeite?
Auf jeden Fall. Unser Ziel ist sehr realistisch. Sie können Ihr Mittagessen am Tag vorher zubereiten und es, wenn Sie die Möglichkeit haben, bei der Arbeit aufwärmen. Allerdings ist es wichtig, während der Kur möglichst Stress zu vermeiden. Daher ist es besser, in dieser Zeit zu Hause zu sein und nicht auf Geschäftsreise zu gehen.

Wenn ich kein Fleisch esse, heißt das, dass mein pH-Wert automatisch besser ist?
Nicht unbedingt. Viele vegetarische Nahrungsmittel sind stark säurebildend und sehr ungesund. Zum Beispiel sind vegetarische Proteinquellen wie viele Käsearten und Sojaprodukte säurebildend. Außerdem werden alle basischen Lebensmittel, wenn sie nicht genügend gekaut werden, im Magen säurebildend. Der Schlüssel zu einer basischen Ernährung ist, auf die Ausgewogenheit und Menge des Essens zu achten, und das trifft auf Vegetarier und Fleischesser gleichermaßen zu.

Kann ich auch mal ein Glas Wein trinken, während ich die Kur mache?
Während des 14-tägigen Programms ist es besser, Ihrem Körper eine vollständige Ruhepause zu gönnen; daher empfehlen wir, während dieser Zeit keinen Alkohol zu trinken. Normalerweise ist ein Glas Sherry oder Wein kein Problem – es kann sogar die Verdauung anregen –, aber es ist ratsam, Sekt und Champagner zu vermeiden, da sie stärker säurebildend sind. Junge Weine sind im Allgemeinen weniger säurebildend als alte.

Werde ich während der Kur Hunger haben?
In der ersten Woche der Kur wird es wahrscheinlich ein oder zwei Tage geben, an denen Sie sich nicht großartig fühlen. Das ist aber eher das Ergebnis eines Heißhungers auf Zucker. Versuchen Sie, nicht nach einem Snack zu greifen, frühstücken Sie gut, trinken Sie viel und gönnen Sie sich möglichst viel Ruhe.

Wie kommt es, dass es während der Kur nicht viel Obst gibt?
Wir schränken während der Kur den Verzehr von Ballaststoffen stark ein, um den Magen so sanft wie möglich zu behandeln. Obst enthält viel Zucker und kann in diesen zwei Wochen leicht zu Gärungsprozessen führen. Generell ist es aber gut, Obst zu essen, so lange es reif ist. Oft ist das Obst, das wir essen, nicht reif genug und erschwert dadurch die Verdauung.

Wie steht es damit, im Restaurant zu essen?
Restaurants bieten im Allgemeinen eher säurebildende Gerichte an, aber manche verwenden auch frische Zutaten von guter Qualität und haben wenigstens einige basische Gerichte auf ihrer Karte. Bei Restaurantketten sind die Angebote meist säurebildend. Sollten Sie im Restaurant abends stark säurebildend essen, machen Sie sich das entstehende Ungleichgewicht bewusst und verzehren Sie in den nächsten Tagen mehr basische Lebensmittel. Dafür ist Suppe normalerweise gut geeignet.

Sie empfehlen, Kartoffeln zu essen. Machen Kartoffeln nicht dick?
Nein – so lange sie nicht frittiert sind. Kartoffeln enthalten mehr Kalium als Bananen, haben einen hohen Gehalt an Vitamin C und B_6 und enthalten kein Fett.

Ich nehme Medikamente – kann ich die Basenkur trotzdem machen?
Ja, wahrscheinlich wird sie sogar helfen. Viele Medikamente wirken sich ungünstig auf die Bakterien im Darm aus, daher kann eine basische Ernährung Ihnen helfen, sich schneller wieder zu erholen. Sprechen Sie jedoch vorher mit Ihrem Arzt, wenn Sie verschriebene Medikamente nehmen.

Kann man auch zu basisch sein?
Ja, aber das ist ein seltenes Leiden und hängt nicht mit der Ernährung zusammen. Wenn Ihre pH-Werte sehr basisch sind, sprechen Sie mit Ihrem Arzt.

Kann ich die Basenkur auch während der Schwangerschaft machen?
Eine allgemein basische Ernährung kann auch in der Schwangerschaft übernommen werden und hat sich als fruchtbarkeitssteigernd erwiesen. Ein basisches Umfeld ist vorteilhaft für ein ungeborenes Kind, doch bevor Sie eine Kur machen, raten wir Ihnen, mit Ihrem Arzt zu sprechen.

Ist die Basenkur auch für Kinder geeignet?
Diese Kur ist für Kinder nicht empfehlenswert.

Wann ist die beste Zeit, um mit der Kur zu beginnen?
Die beste Zeit ist jetzt!

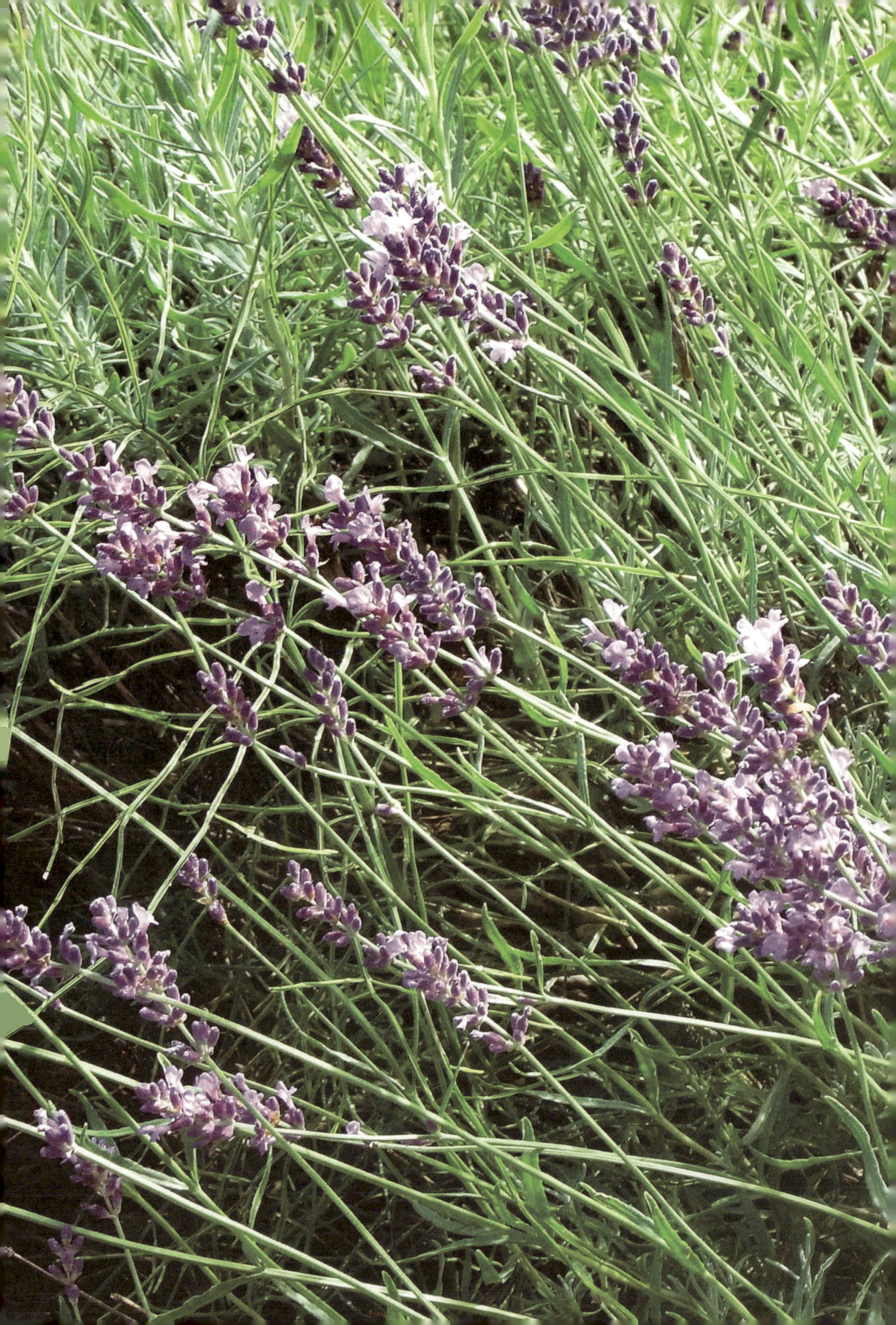

REZEPTVERZEICHNIS

Tees
Mayr-Gemüsetee 138
Morgen- und Abendtees 139–141

Suppen
Basische Minestrone 142
Selleriesuppe 144
Kräutersuppe 144
Spinat-Muskatnuss-Suppe 145
Lauch-Kartoffel-Suppe 145
Karotten-Ingwer-Suppe 146
Fenchel-Dill-Suppe 146

Brotaufstriche
Mediterraner Brotaufstrich 148
Schafskäse-Meerrettich-Aufstrich 148
Quark-Paprika-Aufstrich 149
Kräuteraufstrich 149
Avocadoaufstrich 149

Frühstück
In Kräutertee eingeweichte Trockenfrüchte 150
Frischer Joghurt mit Leinsamen 150
Powermüsli 151
Omega-Mischung 151
Hirse-Buchweizen-Brei mit Zimt und Ingwer 152
Kräuteromelett 152

Mittagessen
Gegrilltes Huhn mit neuen Kartoffeln, Brokkoli und Karotten 153
Blattsalat mit grünen Bohnen und Kartoffeln in Olivenöl 154

Gebratener Thunfisch mit Avocado, Ingwer, Koriandergrün und Limette 155
Rinderfilet mit Sellerie und Süßkartoffelpüree 155
Quinoasalat mit Avocado, Tomate, Petersilie und Pinienkernen 156
Pochierter Lachs mit Karotten-Spinat-Püree und Basilikumöl 158
Rote-Bete-Salat mit Dicken Bohnen, Schnittlauch und Walnussöl 158
Gemüsepfanne asiatische Art 159
Artischocken mit Kräutervinaigrette 160
Gefüllte Paprika mit Bulgur und Nüssen 160
Würzige Fleischbällchen mit Zaziki 161
Quinoa-Risotto 162
Kartoffelgratin mit Zwiebeln und Muskatnuss 163
Gegrilltes Lammkotelett mit Salat aus Fenchel, Gurke, Grapefruit und Feigen 163

Abendessen
Ofenkartoffel mit basischer Mayonnaise und Kresse 164
Geräucherte Makrele und Gemüse mit Kräuteröl 166
Warmer Salat aus Kohlrabi, Brokkoli und Sellerie in Kräuteröl 166
Gebackene Rote Bete mit Walnussöl und Kümmel 167
Fenchel-Zucchini-Gemüse mit Zitrone 167

Öle, Saucen und Dressings
Kräuteröl 168
Kürbiskernöl-Dressing 168
Basische Mayonnaise 169
Mandelpesto 169

SCHLAGWORTREGISTER

Abführmittel 57
Achtsamkeit 46, 49
Achtsamkeitsbasierte Stressreduktion 46
Alkalose 16
Alkohol 69
Allergien 24
Altern 16, 21, 38, 39
Antioxidantien 72
Atemübung 107, 121, 127
Azidose 16

Baden 107, 115, 131
Basenbildende Lebensmittel 71–78, 80–83
Basenkur (14-Tage-Plan) 95–135
Basics 87
Basische Lebensmittelgruppen 70
Bewegung 56, 98
Bewusstes Essen 46–47, 49
Bittersalz 57
Brot 69, 86

Candida 69, 78

Darm 22, 34
Darmreinigung 57

Einkauf 84, 86
Einkaufsliste 100–101, 118
Energie und Vitalität 21

Enzyme 32
Epsom Salz 57
Erholung 60–61

Fette 66, 69, 88
Fisch 28, 68, 86
Fleisch 68, 86
Fruchtbarkeit 24

Gärung 36
Gemüse 72–74
Getreide 75
Gewichtsreduktion 22
Gewürze 77–78, 92
Gluten 76
Grünes Blattgemüse 71–72

Haltbarmachen 92
Häufig gestellte Fragen 170
Herz-Kreislauf-Übung 103, 111, 125, 131
Hirnfunktion 22

Kalorien 20
Kauen 33, 47, 48–49, 104
Knochen 24
Kochen 90
Koffein 69
Kohlenhydrate 21, 64
Körner 76, 86

Körperthermostat 61
Kräuter 77, 92
Küchenutensilien 85

Magen 33
Mayr, Dr. Franz Xaver 12–13,
MBSR
   (Mindfulness-Based Stress Reduction) 46
Milchprodukte 68, 86
Mineralstoffe 37, 50, 55, 66
Mundspülung 98

Obst 74–75, 86
Öle 66, 69, 82, 88, 89

pH-Wert, Messung 14–15
Portionskontrolle 53
Protein 20, 66, 69
Pürieren 92

Regionale Lebensmittel 50
Rhythmus 60–61
Rohkost 37, 52
Routine 35, 61

Saisonale Lebensmittel 50
Säurebildende Lebensmittel 67–69

Saure Lebensmittelgruppen 67
Schlafstörungen 52
Schönheit 103, 107, 111, 115, 123, 127, 131
Sodbrennen 36, 52
Speichel 15, 33, 49
Sprossen 72
Superfoods, basische 80
Stärke 64
Stress 28, 38
Symptome Übersäuerung 17

Trinken 54, 64, 98
Trockenbürsten 98
Trockenobst 75

Umgebung 59, 13, 121, 125, 129
Urin 15

Verdauung 32, 34, 38, 52
Verhältnis Basen: Säure (2:1-Regel) 19, 30
Vitamine 66
Vorteile der Basenkur 21–24, 39

Wasser 54–55, 64
Westlicher Lebensstil 28, 31
Wohnraum 59
Wurzeln und Knollen 72

DANK

Danken möchte ich Drew für seine unglaubliche Hilfe, Geduld, gute Laune und Weisheit; Silvia und dem Team von Elwin Street für die mir gegebene Möglichkeit; Ilana Stein für ihre Unterstützung, Margo Marrone von The Organic Pharmacy; all meinen Patienten, die mit beim Lernen geholfen haben; meinen Lehrern Dr. Schulz, Dr. Stossier und Dr. Werner und – last but not least – meiner Frau und meinen Kindern für ihre Unterstützung und Liebe.

Elwin Street dankt allen am Original F.X. Mayr Gesundheitszentrum für ihre Hilfe bei der Fertigstellung dieses Buchs, Drew Smith für seine Beiträge und Alessandra Spairani für ihre wunderschönen Fotografien.

Mehr Informationen zum Original F.X. Mayr Gesundheitszentrum finden Sie unter www.original-mayr.com.

Bildnachweise
Alessandra Spairani: S. 10–11, 23, 26–27, 35, 39, 42–43, 51, 62–63, 65, 73, 79, 91, 94–95, 99, 117, 135, 136–137, 143, 157; Das Original F.X. Mayr Gesundheitszentrum: S. 3, 8; Dreamstime: S. 89, 103, 140, 167; Drew Smith: S. 18, 40, 58, 172; Getty: 55, 74, 147, 165; iStock: S. 7, 13, 30, 45, 49, 84, 101, 105, 107, 108, 111, 112, 115, 119, 120, 123, 125, 126, 128, 131, 133, 154, 161, 162; StockFood, Walter Cimbal: Cover